LE PORTUGAL

SES EAUX THERMALES

PAR

Ernest Fuzier

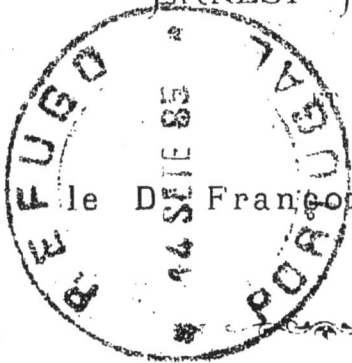

le Dr François LEVÈRE

BÉZIERS
IMPRIMERIE COOPÉRATIVE (ASSOCIATION OUVRIÈRE)
Rue Montmorency, 11
1883.

LE PORTUGAL

Ses Eaux Thermales

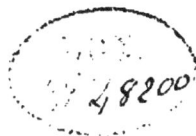

PAR

ERNEST FUZIER

Directeur, Rédacteur en chef du *Phare du Midi*; Membre
d'honneur de l'*Union littéraire de France*; Officier de
l'*Académie poétique de France*; Président et Membre
d'honneur de plusieurs Sociétés savantes et humanitaires ;
Commandeur, Officier et Chevalier de plusieurs ordres,
etc., etc.

ET PAR

M. LE Dr FRANÇOIS LEVÈRE

Ancien interne des hôpitaux de Montpellier ; Membre titulaire de l'école pratique de physique, de chimie, d'anatomie,
et d'opérations chirurgicales ; Membre titulaire et corres-
pondant de la Société de médecine et de chirurgie prati-
tique de Montpellier ; (Lauréat au concours de 1872) ; Mè-
deciu de la Compagnie des Chemins de fer du Midi, et du
bureau de bienfaisance de la ville de Béziers, etc., etc.

BÉZIERS
IMPRIMERIE COOPÉRATIVE (ASSOCIATION OUVRIÈRE)
Rue Montmorency, 11

1883.

Instituto de Coimbra,

e authorisação dos auctores.

off.

O mundo em

J. A. Conde Real

Consul de Portugal

em Marselha

Maio de 1885

A SA MAJESTÉ

Dom Luiz

ROI DE PORTUGAL ET DES ALGARVES

———✳︎———

SIRE,

Nous ne saurions dédier cet ouvrage à un cœur plus généreux, à une plus belle âme, à un esprit plus noble.

Nous osons espérer que Votre Majesté daignera accepter la dédicace du modeste travail que nous lui offrons, comme le tribut de nos vives sympathies pour Elle et de notre dévouement à la nation Portugaise, une de celles dont le passé est le plus riche en souvenirs illustres.

Puisse-t-il contribuer, en quelque sorte, à augmenter la faveur générale envers votre Royaume, et, tout en déchirant une partie du voile épais qui semble le cacher encore aux yeux de l'Europe, attirer une plus grande et sincère admiration à la noble race des vainqueurs d'Ourique.

En déposant à vos pieds l'hommage de notre plus profond respect,

Nous avons l'honneur d'être,

Sire,

de *VOTRE MAJESTÉ*

les très humbles, très obéissants et très dévoués serviteurs,

ERNEST FUZIER,
directeur, rédacteur en chef du Phare du Midi, commandeur, officier et chevalier de plusieurs ordres.

Dr Fs LEVÈRE,
ancien interne des hôpitaux de Montpellier.

Béziers (Franoe), 21 mai 1883.

Il est à l'occident européen, en regard de
l'Atlantique, qui l'enveloppe de son onde
humide, une petite contrée qui remplît,
jadis, des échos de sa renommée, l'univers
ébloui de ses exploits. Ce pays, qui donna
un nouveau monde au monde ancien, qui,
dans le sillon de ses carènes, défraya la
route glorieuse du Brésil et de l'Inde, à
travers les périls du Cap des Tempêtes,
que le courage inouï de Bartholomeu Dias,
de Pedro Alvarès Cabral et de Vasco da
Gama a su acquérir pour le monde, en
arrachant le voile mystérieux des brumes
de la mer; ce pays, qui a eu un Camoëns
pour chanter sa gloire et pour le maintenir
impérissable à travers les siècles, en la
sauvant de l'abîme de l'oubli. Ce pays :
c'est le PORTUGAL ! ! !

PRÉFACE

—

Appelés, l'année dernière, à l'honneur d'accompagner M. Godefroy Gairaud, consul de Portugal, commandeur de l'ordre royal de N. S. Jésus-Christ de Portugal, de Charles III et d'Isabelle la Catholique d'Espagne, qu'une importante mission avait mandé à Lisbonne, où il séjourna pendant un mois environ, nous décidâmes d'occuper nos loisirs à faire de fréquentes incursions dans ce beau pays et nous fûmes frappés de la quantité et de la richesse de ses eaux thermales.

Aussitôt notre résolution fut prise. Visiter les eaux thermales les plus renommées fût notre but et nous mîmes immédiatement notre projet à exécution.

Les eaux thermales du Portugal sont peu connues en France, nous oserons même dire dans le pays même. Nous estimons que c'est rendre un véritable service à l'humanité que de faire connaître le résultat de nos observations dans ce trop court espace de temps.

Cette œuvre n'est d'ailleurs que le prélude d'études postérieures que nous nous proposons de faire dans quelques mois en allant de nouveau explorer ces pays peu étudiés sous ce rapport et initiant nos lecteurs aux immenses services que peuvent rendre ces eaux bienfaisantes à ceux dont l'organisme détérioré réclame avec instance la puissance de ces éléments constitutifs qui en Portugal agissent avec une miraculeuse promptitude et un succès extraordinaire.

Que le lecteur veuille donc bien ne voir dans cette œuvre que l'ardent désir d'être utiles à nos semblables, en même temps qu'il y trouvera, nous l'espérons, le soulagement et la guérison des maux qui affligent depuis trop longtemps notre pauvre humanité.

CHAPITRE PREMIER

Résumé analytique de l'histoire du Portugal

Il nous paraît utile de placer ici une courte notice historique sur le pays que nous allons bientôt visiter en praticiens.

Si l'on jette les yeux sur une carte géographique de l'Europe, en examinant la péninsule hispanique, on dirait que le Portugal, au point de vue de sa superficie, devrait n'être qu'une province de l'Espagne. Cependant, malgré son peu d'étendue, ce royaume mérite la priorité sous le rapport historique, puisqu'il était délivré des Sarrasins, et possédait ses limites actuelles longtemps avant que l'Espagnol eut affranchi son sol du joug Mahométan.

Au commencement du XII° siècle, *Alphonse Henriquez*, fils d'Henri de Bourgogne, avait apporté le concours de sa vaillante épée au roi de Castille contre les Maures. Pour le récompenser de ses services, il fut fait comte de Portocale et reçut de ses soldats le titre de roi.

Telle fut l'origine du royaume de Portugal.

Vers le milieu du XIII° siècle, le roi *Alphonse III* conquit l'Algarve (connue sous le nom de *Cuneus*) sur les Sarrasins.

Libres alors sur un territoire que leur courage avait délivré de la domination étrangère, on vit les Portugais sortis des ténèbres de la barbarie, se livrer aux sciences, aux arts, à l'agriculture, et surtout au commerce et à la navigation et se préparer à ces mémorables découvertes, qui agrandirent considérablement le cercle des relations de l'Europe avec l'Afrique et l'Asie, et plus tard avec un vaste continent dont le génie de Christophe Colomb avait deviné l'existence.

Quel peuple occupe un rang plus glorieux dans les annales du moyen-âge , que celui qui pendant deux siècles, conquit cette multitudes d'îles, jusqu'alors inconnues , fonda dans l'Inde, des villes immenses et des comptoirs d'une prospérité inouïe , couvrit toutes les mers de ses vaisseaux, et à qui l'on doit tant de colonies florissantes ?

Le Portugal ne garda certainement pas toujours cette prospérité et ne fut point à l'abri des guerres et des orages révolutionnaires.

Les rois du Portugal se sont ainsi succédés de 1279 à 1578, c'est-à-dire durant trois siècles :

Denys (1325) qui protégea les sciences, et posa les bases de la prospérité mercantile et maritime des âges postérieurs. Il eut pour successeurs *Alphonse IV*, (mort en 1357) et *Pierre I*er (mort eu 1367), époux d'Inez de Castro. La descendance mâle de la Maison de Bourgogue s'éteignit en la personne de *Ferdinand I*er, fils de Pierre. Le fils naturel de ce dernier, le le brave *Jean I*er fut acclamé roi par les États du pape. Ce règne fut un des plus merquants de cette époque. L'un des fils du roi *Henri le navigateur*, donna une immense impulsion aux découvertes devenues plus tard la base de la puissance commerciale du Portugal. Ce fut à cette époque (1418) que furent fondées Porto-Santo et Madère. A Jean Ier (mort en 1433) succédèrent son fils *Edovard* (mort en 1438), puis le petit-fils de Jean, *Alphonse V* (mort en 1481) sous le règne duquel la colonisation prit un nouvel essor. *Jean II*, son fils (1481-1495), continua l'œuvre de ses prédécesseurs en donnant une extension des plus considérables à la puissance Portugaise à l'extérieur. Ce fut sous ce règne que Barthélemy Diaz, chargé par le roi d'un voyage d'exploration, découvrit l'extrémité méridionale de l'Afrique, qu'il appela Cap des Tempêtes et qui devient plus tard Cap de Bonne-Espérance. Ce fut à cette époque également que surgit, entre les rois de Castille et de Portugal, la querelle à laquelle le pape Alexandre VI mit un terme en délimitant les futures conquêtes des Portugais et des Castillans.

Le Portugal était devenu maintenant une puissance de premier ordre, et une ère nouvelle pour l'Europe commença par l'ou-

verture du monde colonial, due au génie
des Portugais. *Emmanuel I*er, successeur
de Jean II, compléta jusqu'en 1521 l'œuvre
de ce dernier. *Vasco de Gama*, envoyé par
lui en 1497, découvrit le passage qu'on
cherchait pour se rendre par mer aux
grandes Indes, dont les produits furent
une source d'incalculables richesses pour
le Portugal. Goa devint le centre de la
puissance commerciale du Portugal aux
Indes Orientales ; Ceylan fut conquise et
de grandes relations furent nouées avec
l'Empire de Chine. Un autre explorateur
Portugais, *Pedro Alwarès Cabral* décou-
vrait en même temps le Brésil, Cette époque
fut l'apogée de la puissance du Portugal.
Lisbonne était devenue la première ville
commerciale de l'Europe. Sous le règne de
Jean III (1521-1557), ce vigoureux essor
ne se démentit pas. Jean eut pour successeur son petit-fils *Sébastien*, âgé seulement
de trois ans, placé sous la tutelle de sa
mère et de son oncle. Ce jeune prince périt
vraisemblablement, à la bataille d'Alcazar
(1578).

Ici commence pour le Portugal, une
période critique. Philippe II d'Espagne

(Philippe Ier de Portugal) s'empara du
pays et le rançonna outrageusement. Les
Portugais durent se voir expulsés des îles
Molûques, du Brésil et d'une partie des
Indes Occidentales.Les seigneurs Portugais
fatigués du traitement avilissant que leur
faisait subir Olivarèz , le ministre tout-
puissant de Philippe IV, organisèrent une
conspiration , par suite de laquelle le
duc de Bragance fut proclamé roi de
Portugal, sous le nom de *Jean IV* ,
(1er décembre 1640).

Le pays reconquit son indépendance ,
contre l'Espagne , indépendance qui fut
reconnue par le traité de paix signé à
Lisbonne, le 13 février 1668.

Alphonse (1656-1667) conclut également
un traité de paix avec la Hollande , par
lequel le Brésil fut de nouveau placé sous la
souveraineté du Portugal. En 1606, *Jean V*
réprima les pouvoirs de l'Inquisition. Sous
le règne de son fils, *Joseph Ier*, mort en
1777, *Pombal* dirigea les affaires de l'Etat.
Il chercha à extirper d'une main de fer, les
anciens abus et à associer le pays, aux
lumières du dix-huitième siècle.Il combattit

les Jésuites qui avaient dirigé un attentat
contre la personne du roi (1759).

Le tremblement de terre qui vers cette
époque détruisit une partie de Lisbonne,
trouva un ministre à la hauteur des circonstances. Il réorganisa l'armée, rétablit les
finances et, quand la fille aînée de Joseph Ier
Maria, qui avait épousé son oncle dom
Pédro III, succéda à son père, elle éloigna
Pombal de la direction des affaires. La
reine *Maria* ayant perdu la raison en 1792,
le prince royal *Jean-Marie-Joseph* fut
déclaré régent, et prit en 1799 , l'exercice
du pouvoir souverain.

Par suite des événements qui se passaient
en France, le régent dût se jeter dans les
bras des Anglais et le 29 Novembre 1807,
il s'embarqua avec toute sa famille , pour
aller s'établir à Rio de Janeiro.

Le Portugal fut envahi par les Français,
Mais la population prit les armes contre
les envahisseurs. La capitulation de Cintra
eut pour suite l'évacuation du Portugal par
les Français. Les troupes Portugaises
prirent ensuite une part glorieuse à la
guerre de l'indépendance et sous les ordres
de Wellesley (Wellington) pénétrèrent

jusque dans les départements méridionaux de la France. Le régent monta de nouveau sur le trône du Portugal et de Brésil, le 20 mars 1818, sous le nom de *Jean VI.* Beaucoup d'anciens abus, notamment l'inquisition, furent supprimés en Portugal et les principes d'administration plus éclairés, prévalurent dans le pays. *Jean VI* mourût le 10 mars 1826, après avoir désigné pour régente *l'Infante Isabelle,* laquelle prit ses arrêtés et décrets au nom de *Dom Pedro* comme roi de Portugal.

Ce dernier octroya au royaume une constitution nouvelle, la Carta de Ley, (26 avril 1826). Le 2 mai 1836, il abdiqua en faveur de sa fille *Maria da Gloria,* en s'engageant à lui faire épouser son oncle Dom Miguel. Une insurrection de peu d'importance eut alors lieu et fut bientôt réprimée. *Dom Miguel* chercha, au mépris de ses serments, à renverser la constitution et fit approuver ce coup d'Etat par les anciens Etats du royaume, convoqués par lui, en même temps qu'il les chargea de le proclamer, *roi absolu* du Portugal, (25 juin 1828). Sous le système de violence de l'usurpateur, le Portugal devint le théâtre de persécutions et de cruautés sans nom. L'île de Terceira était seule restée fidèle à dona Maria et cette princesse dût s'en retourner au Brésil. Pendant cette période de véritable terreur, 15,000 Portugais dûrent émigrer. Pendant ce temps dom Pedro en sa qualité de tuteur de dona Maria, s'occupait des moyens de la rétablir en possession de sa couronne. Au mois de février 1832, dom Pedro réunit une flotte et débarqua le 18 juillet à Oporto, où il se maintint pendant treize mois. L'expédition entreprise dans l'Algarve par l'amiral Napier, réussit complètement et à la suite d'une victoire qu'il remporta à la hauteur du cap Saint-Vincent (5 juillet 1833) les populations du Sud se soulevèrent en faveur de dona Maria et le 24 juillet 1834, Villaflor entrait à Lisbonne.

Dona Maria fut reconnue comme reine de Portugal par la France et l'Angleterre et rentra à Lisbonne, tandis que dom Miguel tentait encore de prolonger sa résistance. C'est alors que fut conclu le traité de *la quadruple alliance* (22 avril 1834) en vertu d'une clause duquel , un corps auxiliaire espagnol vint se mettre à la dispo-

sition de Villaflor. Battu à Pomar, dom
Miguel signa le 24 mai 1834, *la capitulation
d'Evora* par laquelle, le prétendant espagnol *dom Carlos* et lui-même *dom Miguel*
prenaient l'engagement d'évacuer le Portugal. Dom Pedro rétablit alors la Carta de
Ley, et se fit confirmer par les Cortès en
qualité de régent. Une mort prématurée
(septembre 1834) l'empêcha d'exercer
longtemps le pouvoir. La jeune reine dona
Maria, quoique très-heureusement douée
par la nature, n'avait pas encore l'expérience nécessaire pour maintenir le calme,
parmi les populations surexcitées, au milieu
d'intrigues incessantes de palais et domi-
née qu'elle était par des seigneurs ambi-
tieux. Mariée en 1835 au duc Auguste de
Leuchtenberg, elle devint veuve au bout
de quelques mois et au mois d'avril 1836
elle se remaria avec le prince Ferdinand
de Saxe Cobourg, assez mal accueilli par
les Cortès, qui lui refusèrent à deux
reprises, le commandement en chef de
l'armée qui lui avait été garanti par son
contrat de mariage, ce fut en ce moment
qu'éclata le mouvement démocratique. Les
démocrates poussèrent le cri de : *La Cons-*

litution de 1820 ! Les troupes passèrent du côté des insurgés et la reine dut accepter cette constitution , avec un ministère élu par le parti vainqueur.

Le 18 janvier 1837 se réunirent les nouvelles Cortès, elles révisèrent la Constitution de 1820, et le système de deux Chambres, ainsi que le droit de *veto* absolu fut établi , tandis que les *Chartistes* , c'est-à-dire les partisans de la *Charte* de dom Pedro, faisaient des efforts inutiles pour s'emparer de la direction des affaires et étaient soutenus dans leurs tentativés par les maréchaux Saldanha et Terceira. La reine prêta serment à la nouvelle Constitution en 1838. Les Cortès qui s'ouvrirent en janvier 1840 eurent de graves difficultés avec l'Angleterre, car le gouvernement se composait en ce moment de nombreux chartistes. L'Assemblée fut dissoute ; néanmoins le différend anglais s'arrangea amiablement, et la reine se réconcilia avec la cour de Rome et les puissances du Nord. A l'intérieur, les partis s'agitaient toujours. Le 19 janvier 1842, les *Chartistes* se soulevèrent à Oporto , d'accord avec la municipalité de Lisbonne et le rétablissement de

La Carta de Ley de 1826 fut le résultat de ce soulèvement.. *Le duc de Terceira*, chef des chartistes et *Costa-Cabral* formèrent la nouvelle administration. Le premier échangea bientôt le ministère contre le commandement supérieur militaire à Lisbonne. Il ne reprit son portefeuille et la présidence du conseil que lorsque les différents anglais qui avaient de nouveau surgi furent aplanis. Cette période ne fut qu'une succession de troubles pour le Portugal, et les pouvoirs, tantôt dissous, tantôt reconstitués furent une cause de désorganisation assez sérieuse dans les finances et les affaires de l'Etat. Cette triste situation a duré jusqu'en 1852. Et le Portugal se trouvait dans ce déplorable état, lorsque la reine *dona Maria da Gloria* mourut à la suite de couches le 15 novembre 1853. Le roi Ferdinand prit alors la régence au nom de son fils mineur dom Pedro V qui prit les rênes du gouvernement le 16 septembre 1855 et puisa sa force dans l'union des partis.

Nous arrivons maintenant à la période contemporaine.

LOUIS Iᵉʳ DE PORTUGAL MONTA SUR LE TRONE EN NOVEMBRE 1861.

LOUIS Iᵉʳ (Philippe - Marie - Ferdinand-Pierre - d'Alcantara - Antoine - Michel - Raphaël-Gabriel - Gonzague-Xavier-François-d'Assises-Jean-Jules-Auguste-Volfando de Bragance-Bourbon), roi de Portugal et des Algarves, duc de Saxe, est né le 31 octobre 1838, connu d'abord sous le nom de *duc d'Oporto,* il avait le grade de capitaine de vaisseau et commandait la corvette à vapeur *Bartholomeu-Dias,* lorsque la mort de son frère, le roi *dom Pedro V,* l'appela au trône le 11 novembre 1861 ; il fut couronné le 22 décembre de la même année.

Les principaux actes de son règne sont le traité de Tien-Tsin (13 août 1862), par lequel la Chine lui a cédé définitivement la presqu'île de Makao ; le décret du mois d'avril 1863 qui supprime les passeports à l'intérieur pour les nationaux et les étrangers ; son adhésion au congrès européen proposé par la France (18 novembre 1863) ; l'organisation d'une exposition internationale à Porto (1865-66); l'établissement du système métrique décimal pour les mesures (septembre 1867); la division du royaume en départements avec des circonscriptions assez étendues, pour favoriser la décentralisation (décembre 1867); la constitution pour la première fois de la Chambre des pairs en Cour de justice, pour juger l'un de ses membres, le comte de Péniche, accusé de sédition (juin 1868); de grands efforts pour obtenir de ramener l'ordre et l'économie dans les finances et la réduction spontanée de la liste civile (juillet 1868); son admirable attitude à l'égard de la révolution espagnole; sa résistance au programme de création d'une république Ibérique; puis son refus formel de toute candidature au trône d'Espagne (octobre 1868 — décembre 1869); l'abolition, par décret royal, de l'esclavage dans toutes les possessions portugaises (février 1868); la réduction par ordonnance des membres du Parlement et enfin des mesures énergiques contre la crise financière, entre autres la vente des biens du clergé, de la municipalité, etc., etc.

Comme on le voit par le résumé succint du règne de LOUIS Ier, ce roi éminemment libéral, essentiellement progressiste, a contribué pour une large part au développement des idées du siècle présent, des arts et des sciences et l'histoire enregistrera son nom comme un des plus grands dans les annales de la nation portugaise, et à côté des plus grands du dix-neuvième siècle.

Nous ne pouvons terminer ce rapide aperçu de l'histoire du Portugal sans parler de l'admirable reine Marie Pie, née le 16 octobre 1847, fille du roi d'Italie, Victor-Emmanuel, et mariée au roi régnant, dom Luiz, le 6 octobre 1862.

En effet, une grâce exquise, une charité inépuisable, un grand cœur, une âme élevée, telles sont les qualités dominantes de cette si sympathique souveraine. Pas un malheur public, pas une infortune privée, pas une association de bienfaisance et de charité qui ne trouvent aide et protection de la part du roi *dom Luiz* et de la reine *Marie Pie*. Bonne mère de famille autant que grande reine, elle a pour enfants : le prince royal *Charles*-Ferdinand-Louis, etc., *duc* de Bragance, né le 28 septembre 1863 ; *Alphonse*-Henri-Napoléon, etc., duc d'Oporto, né le 31 juillet 1865.

Père du roi : *Ferdinand*, Auguste-François-*Antoine*, ex-roi de Portugal, duc de Saxe-Cobourg-Gotha, né le 29 octobre 1816, maréchal-général, marié le 9 avril 1836 à la reine *dona Maria da Gloria*, dont nous avons déjà parlé.

Ajoutons à la louange de ce monarque qu'en 1869 il fut souvent question de son élection au trône d'Espagne et qu'il refusa énergiquement toute candidature.

Frère et sœurs du roi : *Auguste*-Marie-Ferdinand, etc., duc de Saxe, né le 4 no-vembre 1847, lieutenant-colonel du deuxième régiment de cavalerie (lanciers de la reine); *Marie-Anne*-Fernande-Léopoldine, etc., née le 21 juillet 1843, mariée le 11 mai 1859 à Frédéric-Auguste-*Georges*, duc de Saxe, fils du roi Jean ; *Antoinette*-Marie-Fernande, etc., née le 21 juillet 1845, mariée le 12 septembre 1861 à *Léopold*-Etienne-Charles-Antoine, prince héréditaire de Hohenzollern-Sygmaringen. Quant aux aïeux, oncles et tantes, ils ont été ou sont actuellement princes régnants au Brésil.

Terminons cette courte notice par le tableau chronologique des rois du Portugal de l'an 1094 à nos jours.

ROIS DE PORTUGAL

(Une seule dynastie : la maison de Bourgogne.)

1° *Branche directe :*

Henri de Bourgogne, comte en	1094
ou	1095
Alphonse-le-Conquérant, comte en	1112
roi en	1139
Sanche Ier le Consolateur(el poplador)	1185
Alphonse II, le Gros	1211
Sanche II Capello	1223
Alphonse III; régent en	1245
roi en	1248
Denis-le-Laboureur, le père de la patrie	1279
Alphonse IV, le Brave	1325
Pierre Ier, le Justicier ou le Cruel	1357
Ferdinand	1367-83

2° *Branche d'Aviz :*

Jean Ier, le Grand, gouverneur et défenseur du royaume en	1383
et roi en	1385

Edouard	1433
Alphonse V, l'Africain	1438
Jean II, le prince parfait	1481
Emmanuel, le fortuné	1495
Jean III	1521
Sébastien	1557
Henri, le cardinal	1578

3° *Soumission à l'Espagne sous*

Philippe II d'Espagne	1580
Philippe III	1598
Philippe IV	1621-1640

4° *Branche de Bragance*

Jean IV	1640
Alphonse VI	1656
Pierre II, régent en	1667
roi en	1683
Jean V	1706
Joseph	1750
Maria Ire (avec Pierre III, son époux, jusqu'en 1786)	1777
Jean VI, régent en	1799
roi en	1816
Pierre IV (dom Pédro), roi le 10 mars 1826, abdique le 2 mai.	

Maria II (dona Maria), reine une pre-
    mière fois, le 2 mai   1826
Dom Miguel, roi le 30 juin   1828
Maria II, deuxième fois (septembre 1833).
Pierre V, né en 1837, roi en 1853, sous la
    régence de son père Ferdinand de Saxe-
    Cobourg-Gotha jusqu'en 1855.
    LOUIS Ier (*novembre* 1861), ROI RÉGNANT

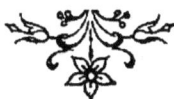

CHAPITRE II

Notice géographique et topographique
du pays Portugais

Le royaume de Portugal est situé au Sud-Ouest de l'Europe. Il a pour limites politiques : 1° Au Nord, la province espagnole de Galice et une partie de celle de Zamora ; 2° à l'Est, celle de Salamanque et de l'Estramadure ; 3° au Sud-Est, l'Andalousie ; 4° quant au Sud et à l'Ouest, le Portugal est borné par l'Océan Atlantique.

Après avoir ainsi indiqué les limites politiques, nous allons dire quelles sont les limites naturelles de ce royaume, nous parlerons de sa situation géographique et topographique en général prenant ensuite chaque province en particulier. Les colonies feront l'objet de la fin de chapitre.

Les limites naturelles du Portugal sont :
1° Au Nord, une partie du cours du Minho
et les montagnes de Penegache et de
Secondera ; 2° à l'Est, une partie du Douro,
le cours du Turon, celui du Herjas, une
partie du Tage, la Sever, une portion de la
Guadiana, de la Chandza et de la basse
Guadiana ; 3° l'Océan Atlantique forme les
confins méridionaux et occidentaux de ce
royaume. La superficie est de 93,000 kilomètres carrès.

Le peu d'étendue du Portugal, devrait
faire supposer partout une température
assez uniforme ; mais l'inégalité du sol, la
direction des vallées, la proximité plus ou
moins grande de l'Océan modifient considérablement son climat. Dans la province
de Tras-os-montes, on éprouve pendant
l'été des chaleurs excessives. Cette région
est une des plus chaudes pendant la belle
saison. Les parties basses de ce royaume
jouissent d'un double printemps et d'un
hiver très court. Le froid n'y est pas très
rigoureux. il gèle même rarement pendant
la nuit. Cependant suivant le témoignage de
plusieurs Portugais dignes de foi, le sommet
du *Gaviarra*, quelques cavités du *Marao* et

des cimes de l'*Estrella* récèlent de la neige pendant les plus fortes chaleurs de l'été. En revanche, dans la province de l'Algarve, la neige est tout à fait inconnue.

Dans les bassins de l'embouchure du Tage, l'hiver dure pendant les mois de Décembre, Janvier, Février, Mars. Le printemps pendant les mois d'Avril et de Mai, l'été depuis le mois de Juin jusqu'à fin Septembre, l'automne comprend Octobre et Novembre.

Le bassin de Mondéjo aux environs de Coïmbre est plus tempéré que celui de Lisbonne. Mais il est plus humide et moins salubre. Celui de Porto et de Benafield est non moins humide mais plus nébuleux et plus froid. Le climat de l'Algarve est en tout temps très-doux.

Parmi les pays les plus salubres, on cite Braga, Ponte de Lima et presque toute la province du Minho ; Mirandella Villa Ponca, Montalegra et plusieurs autres villes de Tras-os-montès. Au centre , toute la vallée supérieure de Mondéjo , depuis Guarda jusqu'à Ponte di Marcello ; dans l'Estramadure, Ouren Loure et Lisbonne, dans l'Alem-Tejo, Beja, Evora, Ourique et dans l'Algarve, Monchique au nord et sur le littoral, Faro et Tavira.

Cependant quelques territoires et principalement ceux qui sont humides et marécageux ont une influence dangereuse sur la santé. Nous reviendrons sur ce sujet dans le dernier chapitre de cet ouvrage.

Le Portugal est sillonné par plusieurs chaînes de montagnes.

La Sierra d'Estrella et la Sierra de Monchique forment les dernières pentes des chaînes espagnoles.

La Sierra Gérez, les monts de Penegache et de Secondera, de Gaviarra dans le Nord, la Sierra Guardhana, la Sierra de Cintra dans le centre; les Sierras Céréal, Grondola et Caldiero au sud sont des montagnes moins importantes.

Parmi les fleuves ou rivières qui arrosent le Portugal on remarque les suivants: Le Douro, le Mondejo, le Tage; la Guadiana, le Sado, la Mira et une foule d'autres qu'il serait trop long d'énumérer.

Les caps que l'on rencontre sur les côtes du Royaume de Portugal sont ceux de Mondejo, Carvoeiro, Espichel, Sinès, Saint-Vincent et Sainte-Marie.

Après cet aperçu sommaire de la géographie du Portugal, nous allons maintenant parler des grandes divisions et de chaque province en particulier.

Le royaume de Portugal se divise en 7 provinces : Au Nord, le Minho et le Tras-os-Montès, au delà des monts d'Estrella ; au centre, la haute Beïra et la Basse Beïra, entre le Douro et le Tage ; l'Estramadure sur les deux rives du Tage. L'Alemtejo et l'Algarve se trouvent au sud de la péninsule. Les Açores et Madère, îles situées à l'Ouest du Portugal forment une huitième province.

La population de ce royaume est d'environ 4.400.000 habitants, la population kilométrique est de 46 habitants.

1° La province du Minho, située au Nord-Ouest, est limitée par le Douro, l'Océan et des ramifications de la Sierra Gerez. Elle a pour chef-lieu Braga, bâtie sur une hauteur entre la Deste et le Cavado. Cette ville possède de très beaux édifices, parmi lesquels on remarque: la Cathédrale, le palais de l'Archevêque et le Séminaire. Elle renferme encore plusieurs restes imposants de la domination romaine, tels qu'un Temple, un Aqueduc et un Amphithéât e.

Braga et Ponte de Lima sont citées parmi les lieux les plus salubres du royaume de Portugal.

Porto est une des plus anciennes villes et la seconde du royaume. C'est elle qui lui donna même son nom d'après certaines traditions. Sa population est d'environ 71.540 habitants. Placée à l'embouchure du Douro, elle occupe une position magnifique sur deux collines, nommées la Victoria et la Sé. Elle possède de très belles places, plusieurs églises qui sont des monuments remarquables d'architecture, une école de commerce, de marine, de chirurgie et d'anatomie ; un évêché, un hôpital royal et de vastes chaix pour ses vins estimés.

Dans la province du Minho, et particulièrement dans les environs de Porto, la culture de la vigne et la préparation des vins, connus d'une manière générale sous le nom de vins de Porto, sont très importantes. Les Anglais en font une grande consommation. Outre ces vins blancs secs de Porto, le muscat de Carcavelos et de Setubal et les vins blancs de l'Algarve sont aussi très

estimés. On cultive le maïs d'une manière
toute particulière dans cette province.

Guimaraens est une petite ville que l'on
cite comme ayant été anciennement la
capitale du royaume.

2° La province de Tras-os-Montes, située
au Nord-Est, a pour limites le Douro et la
Sierra Gerez. Sa capitale est Miranda-de-
Douro petite cité épiscopale. On ajoute le
nom de Douro pour la distinguer d'une autre
Miranda située dans la province de Beïra.
Sa population est d'environ 5.500 habi-
tants.

Torre de Moncorve est une petite ville
mal bâtie et à peine peuplée ; Bragança,
anciennement Bragantinum est une assez
jolie ville qui s'élève dans une fertile et
riante plaine. C'est dans son sein que s'ac-
complit un fait historique très marquant
dans l'histoire du Portugal. Dom Pedro le
Justicier y épousa secrètement la malheu-
reuse Inès de Castro. Chaves, construite
sur un plateau non loin de la Tamega, eut
du temps des Romains son ère de prospérité et de gloire ; on y admire encore un
pont de 18 arches bâti par Trajan.

Ses eaux minérales que les Romains

appelaient Aquæ-Flaviæ-Turodorum avaient
une grande renommée ; nous en reparle-
rons dans le dernier chapitre de cet ouvrage.

La province du Minho et de Tras-os-
Montes étant limitrophes, les produits sont
à peu près les mêmes ; cependant, on cultive les seigles d'une façon spéciale dans
cette dernière province. On y rencontre de
grands troupeaux de bœufs.

3° La province de Beïra est située entre
le Douro, une partie du Tage et l'Océan.
Traversée presque horizontalement dans le
milieu par la Sierra d'Estrella. On désigne
la partie Nord sous le nom de haute Beïra ;
la partie Sud, basse Beïra ; cette province
est la plus grande du royaume comme
superficie. Coïmbre, très agréablement
située, s'élève sur les flancs d'un coteau au
pied duquel coule le Mondéjo. Ville triste
et morne, elle mérite le rang de chef-lieu
et l'occupe depuis fort longtemps ; mais
c'est grâce à la beauté de ses monuments
à la réputation de ses écoles et de son
Observatoire. Après l'invasion des barbares
et du temps des Romains, l'importance de
Coïmbre fut grande: C'est le siège de la

direction générale de l'instruction publique
du Royaume.

Entre le mont Pénude et le Douro se
trouve Lamégo ville rendue à jamais célèbre par une réunion de Cortès en 1144. Ils y
fondèrent une constitution qui servit à
maintenir l'autorité du roi et qu'Alphonse Ier jura de conserver au nom de ses
successeurs.

Près de la source du Mondejo se trouve
la vieille cité épiscopale de Viseu. Son
commerce d'objets d'art, d'orfévrerie et de
bijoux, ses fabriques de draps en font une
ville très importante. Le petit port de mer
d'Aveiro, a l'embouchure de la Vouga, avait
autrefois une très grande renommée comme
salubrité et comme importance maritime.
Pendant un assez long espace de temps,
Aveiro perdit sa réputation et resta complètement ignorée ; à l'heure actuelle, cette
ville a repris son ancien rang qu'elle croyait
avoir à jamais perdu.

Le maïs est cultivé en abondance dans la
province de Beïra ; on y rencontre de magnifiques forêts de châtaigniers.

4° L'Estramadure a son territoire placé
sur les deux rives du Tage. A part sa capi-

tale, elle renferme peu de villes importantes ; nous en dirons cependant quelques mots.

LISBONNE (Lisboa), placée à l'embouchure du Tage, large en cet endroit de neuf kilomètres, est le chef-lieu de l'Estramadure et la capitale du royaume de Portugal. De même que la capitale de l'univers, Lisbonne est bâtie sur sept collines et offre du côté de la mer une des plus belles vues qu'il soit possible de voir, et qui en fait la rivale de Naples et de Constantinople. Son magnifique port, que tous les marins s'accordent à regarder comme un des plus beaux mouillages du monde, est protégé contre l'invasion ennemie par quatre forts situés le long du fleuve, les forts Ban-Juliaô, Torre-de-Bugio-Belem et San-Sébastian.

En y comprenant les deux faubourgs de Yunquiera et d'Alcantara, Lisbonne a environ sept kilomètres de long sur trois et demi de large. La vue de cette vaste cité ferait croire qu'elle renferme une immense population, mais nous savons, d'après des renseignements très exacts, qu'elle ne s'élève pas à plus de 290,000 âmes. On y rencontre beaucoup d'étrangers et surtout des Galiciens qui y viennent pour gagner leur vie, en faisant les portefaix ou les porteurs d'eau. A cause des irrégularités du terrain, presque toutes les rues montent et descendent: les plus belles se trouvent le long du Tage. La partie occidentale de la ville, appelée O'Mijo, celle qui souffrit le plus de l'effroyable tremblement de terre de 1755 et dont l'on ressentit les effets en Afrique, en Irlande et en Amérique, est le plus beau quartier, celui où les rues sont les plus droites et le plus régulièrement construites. On y voit de beaux hôtels et de jolies places, tandis que dans l'autre partie de la ville ce ne sont que des rues tortueuses et étroites où l'on ne voit que de vieilles maisons.

Parmi les places publiques dont nous venons de parler, il en est deux qui méritent une mention spéciale.

La première est la Praça do Commercio, appelée aussi Terreiro de Paço, ornée de plusieurs beaux monuments, qui sont la Bourse, la Douane, la Maison des Indes, l'Intendance de la Marine, la Bibliothèque Royale. Au centre, s'élève la statue éques-

tre en bronze de Joseph Ier. La seconde est
la place Roscio, moins grande que la pré-
cédente et bordée par le vaste palais de
l'Inquisition, qui renferme aujourd'hui les
bureaux de divers ministères. De toutes les
églises, la plus belle est celle que l'on
nomme l'Eglise Neuve. C'est, en même
temps, le plus fastueux des monuments éle-
vés depuis la catastrophe de 1755. L'église
des Patriarches, bâtie sur une hauteur, possède un riche trésor et une foule d'objets
précieux. Dans l'église Saint-Roch se trouve
une chapelle construite par Jean V, dont
les murs sont ornés de mosaïques en pier-
res précieuses. Enfin l'église des Martyrs,
élevée sur l'emplacement où Alphonse Ier
défit les Maures, édifice antique que les
révolutions physiques ont épargné, comme
pour rappeler aux Portugais l'énergie avec
laquelle ils conquirent leur indépendance.

Parmi les curiosités de Lisbonne, on ne
doit pas oublier le grand aqueduc de Bem-
fica, terminé en 1743, d'une longueur totale
de 28 kilomètres, atteignant sur un point
70 mètres d'élévation et traversant sur 35
arches, d'une extrême hardiesse, la vallée
d'Alcantara. Il résista à la terrible catas-

trophe de 1755, quoique ses clefs de voûte
se fussent abaissées de quelques centimè-
tres. Nous citerons aussi les palais royaux
de Bemposta et de Nécessidades, l'hôpital
Saint-Jacques et l'hospice des Enfants-
Trouvés. Entr'autres établissements scien-
tifiques, cette ville possède une Académie
royale des sciences, plusieurs Sociétés savantes et d'utilité publique, un Collége
royal, plusieurs Séminaires, une Ecole de
Commerce, un Observatoire, un Cabinet
d'histoire naturelle, plusieurs Bibliothèques
publiques, dont la plus importante est la
Bibliothèque royale, riche de plus de 80,000
volumes. On y compte fort peu de manufactures. Lisbonne possède d'importants
chantiers de construction et est le plus
grand centre du commerce portugais avec
l'Europe et avec les colonies portugaises.

Les environs de la ville offrent de beaux
sites très-pittoresques et très-agréables,
embellis par une foule de maisons de campagne appelées *Quintas*, et quelques lieux
intéressants par les souvenirs. On y remarque le bourg fortifié de Belem et le château de plaisance de Ramalhao. A deux
lieues, on trouve le château de Quélus qui,

de 1755 à 1807, fut la résidence ordinaire
de la famille royale du Portugal. Oeiras est
une maison de plaisance donnée par le roi
Joseph au marquis de Pombal, et qui fut,
en 1775, habitée par le monarque pendant
qu'il prenait les eaux d'Estoril. A cette époque eut lieu une Exposition des produits de
l'industrie portugaise qui excita l'émula-
tion de l'univers entier.

Maintenant disons un mot des fameuses
Lignes de Lisbonne, fortifications redoutables établies en 1809 et 1810 par Wellington. Elles s'étendaient à travers les monts
Cintra jusqu'au Tage, commençaient à l'embouchure du Zizandro, se dirigeaient vers
l'Est jusqu'à Torres Vedras, d'où leur vient
le nom de lignes de Torres Vedras, et abou-
tissaient du côté Sud-Ouest à l'Alhandra
sur le Tage en se développant sur une longueur totale de 38 kilomètres. On tira parti
de l'escarpement des rochers, on tailla à
pic les hauteurs qu'il eut été possible de
gravir et on les flanqua de solides ouvrages ; les bords du Tage en aval d'Alhandra
jusqu'à Lisbonne furent aussi solidement
fortifiées. Le 10 octobre 1810, Masséna dut
reculer devant ces redoutables lignes avec

une armée de 78.000 hommes. Tel est en quelques mots l'importance de cette magnifique capitale que l'on peut classer parmi les plus grandes villes du monde.

Non loin de Lisbonne, on remarque quelques petites localités très-estimées pour leur climat, entr'autres Cintra et Campo-Grande.

Le reste de l'Estramadure renferme peu de villes importantes. Il faut cependant citer *Mafra,* célèbre par un couvent qu'y fit élever Jean V. Dans l'intérieur se trouvent des salles magnifiquement embellies par de célèbres peintres de toutes nationalités et trois constructions dues au talent d'un architecte étranger et qui font de cet édifice un des plus beaux du Portugal. *Sétubal* ville très commerçante par ses salines, ses vins et ses oranges, et enfin *Leiria* remarquable par les ruines de son antique manoir.

5° La province de l'Alem-Tejo, située au Sud du Tage, est avec la province de Beïra la plus montagneuse de tout le royaume. C'est une des provinces les plus étendues, les moins riches et les moins peuplées. On y rencontre peu de villes importantes.

Evora, sa capitale, est une cité très en renom dans le royaume quoique ne possédant que 10.000 âmes.

Pline l'appelle Evora Cerealis preuve que cette ville a dû autrefois occuper un certain rang comme productions. On y trouve les ruines de plusieurs monuments antiques, monuments dûs à la libéralité des empereurs romains qui y consacrèrent une grande partie de l'or conquis sur les peuples asservis.

Le bel aqueduc, attribué à Quintus Sertorius s'y fait remarquer par sa parfaite conservation. On y voit aussi un Temple de Diane qui servait autrefois de lieu de sacrifices. *Estramoz* connue par ses poteries et ses vases de terre.

Non loin de la Guadiana s'élève la vieille cité d'*Elvas* forte place de guerre du Portugal. On trouve encore Béja, Serpa, Portalègre, avec ses grandes manufactures de draps, et Villaviçosa, remarquable par son château royal et la bataille qui y fut livrée et dont nous avons parlé dans notre premier chapitre.

6° Il nous reste à parler de la petite province de l'Algarve à laquelle les souverains ont conservé le nom de Royaume située entre la Guadiana et l'Océan; on n'y compte que très peu de villes dignes d'être nommées. *Faro* sa capitale, placée à l'embouchure du Valformoso, est citée pour son commerce d'exportation. Villa-nova-de-Portimao possède une petite rade très fréquentée. Tavira est la ville par excellence des pécheurs. Sagres, nom qui lui vient du Sacrum promontorium aujourd'hui Cap Saint-Vincent. Enfin au pied de la Sierra de Monchique, la jolie petite ville de Monchique que ses sources chaudes ont rendu célèbre par ceux qui vont chercher aux eaux soit la santé soit la distraction.

7° Les Açores et Madère, îles situées à l'ouest du Portugal, forment une huitième province. Les Açores, découvertes au milieu du XV° siècle, comprennent trois groupes; celui du sud se compose des îles Ste-Marie et St-Michel ; le groupe du centre comprend Terceire, St-Georges, Gracieuse, Fayal et Pico. Au nord, se trouvent Florès et Corvo.

L'air de ces îles est très sain et le climat très agréable. Le sol est très fertile, on y récolte et on en exporte beaucoup de céréales, des oranges, des olives, des citrons et une certaine quantité de bon vin qui passe généralement pour du Madère. La pêche est très abondante aux alentours de ces îles.

Comme villes principales, on remarque Punta Delgada, capitale de St-Michel, Ribeira-Grande et Villa-Franca. Porto et Villa de Santa-Maria sont les lieux les plus habités de Sainte-Marie. Angra, capitale de Terceïra ; Villa de Velas, chef-lieu de St-Georges ; Santa-Cruz, chef-lieu de l'île Gracieuse. Villa de Horta, capitale de Fayal est le centre d'un grand commerce. Les îles de Pico, Florès et Corvo doivent une grande partie de leur importance à l'excellent malvoisie qu'on y récolte et qui est renommé dans tout pays.

Les colonies du Portugal ont encore une grande importance. Elles couvraient autrefois de grands centres au sud-ouest et au sud-est de l'Afrique, une partie de l'Indoustan, le Brésil, dans l'Amérique du sud, etc., etc. Aujourd'hui, elles comprennent : 1° en Afrique : les îles Madère, les îles du Cap-Vert, les îles St-Thomas et du Prince, des Comptoirs dans la Sénégambie, une partie

du Congo, la côte de Mozambiqne; 2° en
Asie: Goa, Damaun et Diu, dans l'Indoustan; Macao en Chine; 3° dans l'Océanie, la
partie orientale de l'île Timor et l'île Kam-
bing. La population totale de ces colonies
est d'environ 3,800,000 habitants.

Nous allons maintenant parler des mœurs
et coutumes des habitants du Portugal, sujet qui fera l'objet du chapitre qui suit.

CHAPITRE III

Mœurs et coutumes des Portugais

Si nous en croyons le témoignage des anciens auteurs, les éléments qui constituent la nation portugaise seraient à peu près les mêmes que ceux des provinces espagnoles limitrophes. L'antique Lusitanie était composée surtout des tribus celtiques et Ibériennes qui luttèrent et non sans succès contre les Romains. Sous l'influence des colons Grecs, Phéniciens et Carthaginois, ces tribus ne tardèrent pas à se modifier mais elles eurent surtout à subir une grande influence et les Romains leur imposèrent leur langue, leur forme de gouvernement, leur administration et jusqu'à leur code de justice. C'est d'ailleurs l'impression la plus durable qui leur ait été donnée par les Latins, surtout dans les contrées du

Nord, où les Barbares Suèves et Wisigoths ont laissé peu de traces.

La domination des Musulmans s'étant maintenue dans l'Algarve jusqu'au milieu du XIIIᵉ siècle, la population de cette contrée est à demi mauresque. Si l'on visite les paysans de ce pays, les légendes racontées par eux, nous montrent avec quel acharnement, ces luttes de races ont eu lieu avant que se soit faite l'unité de gouvernement et de religion.

Le peuple portugais est composé de fervents catholiques. Les rois et souverains du Portugal, comme ceux de l'Espagne, ont persécuté, de tout leur pouvoir, les Maures et les Israélites. C'est sur les premiers surtout que les mesures de bannissement furent sans pitié. Quant aux Juifs portugais, race énergique et intelligente s'il en fut, on sait l'action qu'ils ont exercée et qu'ils exercent encore en Hollande, en France et dans la Grande-Bretagne. Auteurs, médecins, légistes ils avaient fondé une Académie à Lisbonne d'où sortaient les hommes les plus instruits de l'époque.

On sait jusqu'à quel point l'art de l'imprimerie a été poussé en Portugal et l'on sait aussi que le premier livre imprimé l'a

été par un Juif, Spinosa, ce grand penseur,
cette imagination si féconde, issu de Juifs
Portugais.

Les éléments Arabes, Berbers, Israélites,
ne sont pas seulement les seuls d'où sortent
les Portugais. Dans la partie méridionale,
et sur le littoral maritime, ils sont en général sang mêlé, c'est-à-dire fortement croi-
sés de nègres. Ceci tient à ce que la traite
des noirs de Guinée se faisait sur une vaste
échelle dans les ports méridionaux de l'És-
pagne et du Portugal. Reclus nous apprend
que l'historien portugais, Damianus a
Goez, évalue le nombre des nègres impor-
tés à Lisbonne pendant le XVI° siècle à dix
ou douze mille par an, sans compter les
Maures. A la fin du s'ècle dernier les personnes de couleur entraient pour un cin-
quième dans la population de Lisbonne, et
les Portugais ont pris dans leurs traits une
constitution physique, un type plus méri-
dional que ne le comporte la situation de
leur pays et surtout leur origine. On a
attribué pendant quelque temps à cette influence du sang nègre l'immunité dont les
Portugais ont joui à l'encontre des autres
colons lorsqu'ils ont émigré au Brésil, aux
Indes et dans l'Afrique Australe, ces con-

trées redoutables à tout autres qu'aux indi-
gènes.

Mais d'après Reclus, la majorité des im-
migrants Lusitaniens sont originaires des
provinces du Nord où les croisements avec
les Africains ont été très-rares, et Reclus
attribue leur facilité d'acclimatation à leur
extrème sobriété. Les Galiciens ont également exercé une certaine influence sur les
Portugais et ils exercent à Lisbonne et
dans d'autres villes du Portugal, les métiers
de boulangers, de portefaix, de concierges,
de majordomes, de domestiques. Mais leur
rusticité et la grossièreté de leur langage
les fait tourner en ridicule par les autres
habitants auxquels d'ailleurs ils se mêlent
fort peu.

L'agriculture est un peu négligée en Portugal et ce royaume ne produit pas de quoi
suffire à sa consommation. Cependant,
Malte-Brun nous dit que Monsieur Balby a
calculé que ce royaume fournit année com-
mune, de quoi nourrir sa population. Il
faut attribuer les importations aux besoins
considérables de la consommation de Lisbonne, qui, soit faute de routes suffisantes,
soit qu'elles soient mal entretenues, ce qui

aujourd'hui, sous le règne du roi DOM LUIS, a été sensiblement modifié et amélioré, ne pouvait recevoir de l'intérieur les approvisionnements nécessaires. Le port de Lisbonne, on le sait, est un port franc. Ce qui fait que les blés étrangers y affluent et nuisent en Portugal au développement du commerce et de l'industrie agricole.

La population kilométrique, relativement peu importante comme nous l'avons dit dans notre second chapitre, est une des principales causes du manque de bras pour l'agriculture, et, le service de la milice aidant, ce manque de bras tend à s'accentuer encore. Le gouvernement cherche et a presque réussi à mettre fin à ces abus, et si le règne de DOM LUIS dure encore longtemps, ils seront réprimés pour ne plus se représenter.

Certains écrivains nous ont montré la nation portugaise abrutie par l'ignorance et le fanatisme, il n'en est absolument rien, et il nous importe, d'accord avec certains auteurs, de rectifier une erreur qu'on s'est trop longtemps complu à répandre. Les voyageurs n'ont qu'à se louer de la bonté naturelle, de l'obligeance, des bonnes

façons des habitants du Portugal que la
corruption de nos races néo-latines n'a pas
encore effleuré et qui ne sont point gâtés
par les habitudes et roueries du commerce.
Quoiqu'ils aient une réputation de barbarie qui leur a été faite à l'époque de leurs
conquêtes dans les Indes et le nouveau
monde, il nous appartient également de
démentir les historiens qui les accusent.
Ils sont, au contraire tendres et compatis-
sants pour ceux qui souffrent. Ils aiment
le jeu, mais contrairement aux peuplades
du Nord, chez eux le jeu ne dégénère
jamais en rixes sanglantes. Ils ont la passion des courses de taureaux, mais contrairement à leurs voisins les Espagnols, l'ani-
mal est rarement sacrifié. Ce sont de simples jeux d'adresse et d'agilité et ils ont soin
de garnir de liège les cornes de leurs taureaux, qui, ainsi *emboulés,* selon l'expres-
sion consacrée, sont à peu près inoffensifs.
Bien différents aussi des Espagnols, ils
traitent avec douceur les animaux domestiques et possèdent même une aptitude
spéciale pour dresser et apprivoiser les
bêtes sauvages.

Il élèvent la fouine dont ils se servent

comme d'un chat, contre les rats et les serpents.

Dans leurs rapports mutuels les Portugais sont doux, prévenants, polis et si l'on disait d'un Lusitanien qu'il est mal élevé, ce serait l'offenser de la manière la plus sensible.

Quoique les traits de leur visage, n'aient pas une grande régularité, ils sont cependant fort sympathiques, leur physionomie est en général remplie d'intelligence. Ils ont une certaine propension à l'embonpoint, mais cela n'enlève rien à la grâce de leur attitude et à la noblesse de leur démarche. Les femmes comme d'ailleurs toutes celles du Midi, sont petites et grasses et si elles n'ont pas la taille et le port des femmes du Nord, elles rachètent ces avantages par la grâce exquise de leur maintien, le modelé de leurs formes arrondies et cette morbidezza que l'on retrouve aussi chez la plupart des jolies italiennes. L'éclat de leurs yeux, l'abondance de leur chevelure, la vivacité de leur physionomie, l'amabilité de leurs manières en font le plus souvent de très séduisantes créatures. La belle carnation des Portugaises, et leur aimable vivacité les mettent souvent au rang des Européennes les plus agréables.

Les Portugais possèdent en général une brillante imagination et il n'est pas extraordinaire que, si excellement doués, ils aiment passionnément les arts et les plaisirs, en un mot tout ce qui parle à l'esprit, aux yeux et aux sens. La musique, la danse, les spectacles et les courses de taureaux, comme nous l'avons déjà dit, sont très-cultivés et très-goûtés en Portugal.

La musique des Portugais légère et sautillante offre de grands et véritables attraits pour l'étranger.

Que l'on nous permette ici une parenthèse. Nous avons eu l'occasion de causer il y a deux ans environ, avec le premier violoncelliste de la cour du roi de Portugal, qui nous a dit que sa Majesté très fidèle, le roi Dom LUIZ était un des premiers, si non le premier musicien de son royaume. Il n'est donc pas extraordinaire que sous ce nouveau Mécène, ses sujets cultivent les arts et surtout la musique avec passion.

La *Foffa* danse nationale des Portugais, quoique empreinte de volupté, nous ajouterons même un peu lascive, est d'une grâce exquise et d'une suavité remarquables, nous l'avons vue exécuter dans la campagne, au sein des villes et sur les théâtres, et nous en avons gardé un ineffaçable souvenir.

Après avoir parlé des arts en Portugal, ce serait ici le cas de nous entretenir de la littérature de ce beau pays, mais ayant beaucoup à dire sur cette question nous en ferons l'objet de notre chapitre suivant.

CHAPITRE IV

Langue Portugaise et mouvement littéraire en Portugal.

On pourrait croire, si on ne s'en rapportait qu'aux formes extérieures et si l'étude des deux langues ne venait démentir absolument le fait, que le Portugais est dérivé de l'Espagnol et surtout du Castillan. Il n'en est absolument rien. Quoique cette langue ait les mêmes sources que la langue Castillanne, elle en diffère essentiellement par les traits grammaticaux, par les rapports du dialecte et elle peut prétendre de la façon la plus péremptoire constituer une langue à part.

Le Portugais dérive d'un dialecte romain provincial, la *lingua romana rustica* ; il a de grandes affinités avec la langue romane dont on retrouve des traces sur toute la côte Nord-Ouest et la Péninsule Pyrénéenne ; il possède un trésor de mots aussi considérable, nous pourrions même dire plus considérable que l'Espagnol, attendu que dans le Portugais, on trouve une quantité de mots français, résultat qu'il faut attribuer, à la nombreuse escorte des fondateurs de la monarchîe Portugaise, le comte Henri de Bourgogne. Il est beaucoup plus doux que l'Espagnol, il a des intonations nasales et flexibles, qui n'existent pas dans la langue Castillane et transforment les rudes consonnances espagnoles en intonations grasses et sifflantes.

Les Portugais ont enlevé aux mots Espagnols, certaines lettres qui les adoucissent et ils disent *dor* au lieu de *dolor*, *Afonso* au lieu d'*Alfonso*.

Nous extrayons de l'excellent ouvrage de M. R. Francisque Michel, des renseignements qui prouvent que la langue Portugaise a fait des emprunts considérables à la langue Française. L'auteur a lui-même emprunté au P. Francisco de St-Luiz plus connu sous le nom de cardinal Saraiva, les renseignements qu'il nous donne. Ce dernier a présenté un dictionnaire entier des mots et locutions que les auteurs Portugais ont cherché à faire passer dans leur langue, mais qui d'après lui, sont à peu près inutiles pour la plupart, puisque le Portugais en possède les équivalents. Ainsi il donne comme mots d'importation étrangère *abandonna, absurdidade, abertura, affroso, assembléa, affares, agguerrido,* etc., etc. Certains mots qu'il serait trop long de citer sont tirés du français, presque sans altération. Nous n'en citerons que quelques-uns afin de ne pas fatiguer le lecteur par une trop longue nomenclature :

Comité, coujunctura, coquet, coquette; coquetterie, crachat, (décoration), *élève, fanatismo, fatiguante, immoral, languir, négliger, rendez-vous, revanche, ridicule, rival, sentimental, subir, etc., etc.*

Le bénédictin portugais signale avec M. Francisque Michel, des abus de pronoms, de verbes auxiliaires, de locutions d'écrivains de l'époque qui ne se piquant pas d'être gallophobes, nommèrent certains journalistes, lesquels imitèrent servilement le style français dans les traductions portugaises.

Si, ajoute l'auteur, quelque curieux malavisé venait à nous demander la liste des mots portugais qui auraient passé dans notre langue, nous serions fort en peine pour lui répondre nettement, mais nous ne voyons guère chez nous, l'influence portugaise, même au temps des *trovadorès* et maintenant, quoique certaines sociétés néo-romanes s'étant constituées et existant en pleine activité, l'esprit qui animait les troubadours, se repose.

En résumé nous n'avons trouvé dans notre langue que fort peu de mots d'importation purement portugaise parmi lesquels nous pouvons citer : *Chamade, giberne*, et peut être aussi, *charabia, macaque, gadouard*.

La langue portugaise a emprunté également quelques mots aux malais, mais il est vraisemblable, que ces mots s'étant glissés dans le Français avant de devenir Portugais ont été empruntés de seconde main à notre langue.

Le Portugais est très répandu dans les Indes-Orientales, l'Afrique-Occidentale et l'Amérique-Méridionale, et si l'on veut bien se souvenir de ce que nous avons déjà dit dans le chapitre traitant de l'histoire de cette nation, il n'est pas surprenant que ce peuple colonisateur par excellence ait laissé des traces de son passage dans les pays que nous venons de citer.

Cette langue peut revendiquer un droit d'ancienneté, au moins autant que la langue espagnole.

Ribeiro nous apprend que le plus ancien monument portugais est désigné par l'*Era* (1230-1192).

L'ouvrage de Santa-Rosa de Viterbo (1798-99) offre aux linguistes un secours précieux pour l'étude de l'ancien portugais. Cet ouvrage est précédé d'une notice sur la langue portugaise. L'orthographe portugaise, encore fort incertaine à cette époque, a été en quelque sorte fixée par Duarte Nunez de Liâo (1606). L'académie des sciences de Lisbonne s'est occupée avec une extrême activité de la philologie nationale. Le dictionnaire qu'elle avait entrepris n'a eu pourtant qu'une livraison et la lettre A, la seule qu'elle contienne, est suivie d'un précieux catalogue des livres qui ont servi et qui doivent servir à la continuation de ce dictionnaire de la langue portugaise. Lisbonne (1799). Le dictionnaire

du brésilien da Antonio de Moraez Silva
(1799) est le meilleur des dictionnaires
portugais. La meilleure des grammaires est
celle de Jeronymo Soarez Barboza. Enfin,
les dialectes portugais les plus originaux
sont ceux des provinces de Beira et de
Minho.

Si le caractère portugais diffère du caractère espagnol, si les mœurs des deux nations diffèrent entre elles, si le physique
des habitants des deux pays est entière-
ment dissemblable, il en est de même des
littératures espagnole et portugaise. Leurs
principes, leurs phases de développement
intérieur et leurs attributs, frappent l'observateur par leurs dissemblances. Chez
les Portugais, il n'y a pas eu fusion des
éléments germaniques comme chez les
Espagnols. Ce dernier habitant les sierras
de son pays, émigrant peu, essentiellement
attaché à ses anciennes coutumes et le
Portugais habitant les côtes, les embou-
chures des rivières, explorateur et voyageur facilement impressionable, aimant le
changement et, par cela même très apte à
s'identifier avec les mœurs, coutumes et
langues des pays qu'il parcourt.

L'histoire de la poésie portugaise est
celle d'une poésie d'art, et cette faculté
d'assimilation dont nous venons de parler
est la cause dominante des emprunts faits
aux étrangers. Ainsi, dans sa première période, elle se forma sous l'influence de la
poésie provençale ; dans la seconde qui dura
fort peu, la poésie espagnole l'influença
insensiblement ; dans la troisième, jusqu'au
dix-huitième siècle, elle se modela sur les
italiens ; et enfin de cette dernière époque
à nos jours, les poètes portugais se sont
inspirés des règles de la poésie française et
anglaise, en un mot de toute l'Europe moderne, tout en lui conservant néanmoins
son caractère national, la souplesse volup-
tueuse, la douceur, la mélancolie élégiaque
et la sentimentalité.

Certains auteurs que nous avons sous les
yeux blâment cette faculté d'assimilation
des Portugais ; nous ne saurions au contraire trop la louer, car ils ont pris le bon
côté littéraire de leurs voisins, ils ont su
dégager avec le tact et l'intelligence qui
les caractérise, le bon grain de l'ivraie et
donner à leur littérature un tour original
qui manque chez bien des nations.

Nous ne pouvons guère, dans l'étude à laquelle nous nous livrons en ce moment, remonter plus haut qu'à notre premier chapitre, alors que nous avons fait l'historique de ce pays. Les monuments littéraires les plus anciens, sont les *Cancioneiros*, collection de poésies et chansons de cour, ainsi que son nom l'indique, chantées par les Ménestrels et Troubadours de l'époque.

Le plus ancien de ces *Cancioneiros* est celui du roi Denys (1279-1325). Les Portugais regardent ce monarque comme leur plus ancien poète d'art. Chose fort curieuse et qui n'existe pas dans les autres nations, c'est souvent le roi qui dans ces pays est en tout et pour tout le premier de sa nation, ce qui existe encore aujourd'hui. Ce monument littéraire avait été cru longtemps perdu, mais Ferdinand Wolf l'a retrouvé récemment dans la bibliothèque vaticane et il a été publié sous le titre de: *Cancioneiro del Rey dom Diniz*. Le roi de Castille, Alphonse le Sage, s'en servit pour ses poèmes de sorte que ce roi appartient comme poète beaucoup plus aux Portugais qu'aux Castillans.

Dans la deuxième période, c'est-à-dire aux quatorzième et quinzième siècles, le

caractère de la poésie de cour fut conservé.
Mais la poésie prit l'empreinte espagnole ;
d'ailleurs, les Espagnols eux-mêmes faisaient en ce moment de fréquents emprunts
à la Galice et â la langue provençale. Les
Redondilhas, les *Cantigas*, les *Vilhansicos*
mêlés d'espagnol et de Galicien furent surtout en honneur au commencement de cette
période. Le célèbre poète Macias employa
ces deux idiomes qui sont sur certains
points communs aux deux littératures.
Tous les poètes du temps s'y rattachèrent
et ajoutons toujours que les princes du
sang royal furent les premiers parmi les
esprits d'élite qui cultivèrent la poésie.

Citons au commencement du quatorzième siècle, les fils du roi Diniz, Afonso IV et
ses fréres consanguins, Afonso Sanchez,
comte d'Albuquerque et Pedro, comte de
Barcellos, l'auteur du plus ancien *Nobiliario*;
cet ouvrage généalogique est encore con-
sulté de nos jours, mais aucune des poésies
de ces princes n'est parvenue jusqu'à nous.
Cependant on peut attribuer au dernier
prince que nous venons de citer, et cela
avec assez de vraisemblance, le *Cancioneiro do Real Collegio dos Nobres*, qui

date évidemment du quatorzième siècle et
fut publié à Paris en 1823 par les soins de
Lord Stuart.

Le roi dom Pedro, époux d'Inès de Castro a composé cinq poèmes portant son
nom, dont un en langue espagnole.

Au quinzième siècle, les fils et petit-fils
de Jean Ier, protégèrent la littérature et la
poésie et furent eux-mêmes d'excellents
poètes. Ils donnèrent un nouvel éclat aux
Cancioneiros des Trovadores introduits en
Portugal, comme nous l'avons déjà dit, par
les princes bourguignons. L'aîné de ces
princes est l'auteur du *Leal concelheiro*
(1423-38).

Son frère, surnommé *le Voyageur*, composa de nombreux poèmes ; ses enfants, le
connétable dom Pedro et dona Filippa de
Lancaster, furent également des poètes
distingués.

Les rois Jean II et Emmanuel (1481-1521)
furent aussi protecteurs des poètes et de
la poésie. On peut dire que leurs règnes fut
l'âge d'or de la littérature portugaise. Nous
devons à Garcia de Resende la collection
entière des œuvres parues à cette époque.
Son *Cancioneiro Geral* contient des échan-
tillons du talent de presque tous les poètes

et littérateurs portugais ; les plus remarquables sont : Bernardim Ribeiro et Sa da
Miranda, prosateur distingué qui donna le
premier l'impulsion au mouvement de
transition qui s'opérait entre la poésie portugaise du moyen-âge et la poésie classique
moderne , c'est de là que nous vient la
troisième période dont nous allons nous
entretenir.

Dans cette troisième période, Antonio
Fereïra suivit l'impulsion donnée, mais,
contrairement à ses devanciers , esprit
indépendant et ardent patriote, il n'employa exclusivement que la langue portugaise, de même que l'histoire nationale lui
fournit tous ses sujets. Sa tragédie *Inès
de Castro* est composée complétement dans
le goût classique. Citons rapidement Pero
d'Andrade Caminha, Diogo Bernardez et
Jeronymo Corte Réal auteurs de plusieurs
poèmes, entr'autres, de ce dernier, celui
qui a pour titre: *Naufragio de Sepulveda*.

Cette époque était celle de l'apogée de
la nation portugaise, celle des glorieuses
découvertes et des héroïques exploits des
Portugais en Asie, en Afrique et en Amérique. C'est ici que vient se placer tout
naturellement la biographie et l'histori-

que des œuvres de l'illustre Luiz de Ca-
moens.

Le plus célèbre des poètes qu'ait produit
le Portugal et dont la postérité proclame
les mérites à l'égal et même au-dessus des
plus grands poètes du monde et de l'antiquité, naquit à Lisbonne vers 1524. Il était
fils de Simon Vas de Camoëns, capitaine
de vaisseau dans la marine du roi Emmanuel et de dona Anna de Sa e Masedo.

Son père perdit la vie, vers 1552, dans un
naufrage sur la côte de Goa. *Le Camoëns*
reçut le jour dans le quartier de la Moura-
ria, paroisse de St-Sébastien. Quoique sans
fortune, nous ajouterons même dans un
état voisin de la misère, son père s'imposa
les plus grands sacrifices pour donner au
futur grand homme une excellente éduca-
tion, et c'est grâce à ces sacrifices que le
jeune Luiz suivit les cours de l'université
de Coïmbre. Il avait environ vingt ans lorsqu'il revint à Lisbonne.

Sa position précaire ne lui permettant
pas de vivre à la Cour, quoique sa naissance lui en donnât le droit, il sut vivre au
milieu d'une société d'élite. Il devint amou-
reux d'une dame de la Cour, Catherine
d'Atayde, sœur d'Antonio d'Atayde, favori

de Jean III, et cette passion fut cause de
quantité d'infortunes. Le roi, instruit de
cet amour, exila le jeune homme à Santa-
rem, lieu de naissance de sa mère. On ne
sait si cette passion était partagée par Catherine; certains auteurs paraissent pen-
cher pour l'affirmative, mais d'autres, et ce
sont les plus nombreux, affirment que la
volage Catherine d'Atayde, ayant bientôt
oublié ses serments, la puissante famille
des d'Atayde, offensée qu'un si mince gen-
tilhomme osât élever ses prétentions jusqu'à elle, obtint du roi l'ordre d'exil qui fut
maintenu pendant plusieurs années.

En 1550, Camoëns, toujours épris, toujours désespéré, résolut d'entreprendre le
métier des armes comme dérivatif à sa passion. Il se rendit à Ceuta, sorte d'école militaire, car cette ville étant dans un état de
guerre continuel offrait alors aux jeunes
pupilles l'occasion de se distinguer. Dans
un engagement livré sous les murs de
Ceuta, Camoëns atteint par un fragment de
mitraille perdit l'œil droit. Deux ans après,
vers 1552, Camoëns était de retour à Lisbonne. On ne lui tint pas plus compte de
ses exploits militaires que de ses essais
poétiques, et les grands et les littérateurs

de l'époque semblent avoir enfoui son nom
sous un profond oubli. En effet, il n'est
mentionné par aucun de ses contemporains.
Désespéré de ne pouvoir réussir, il résolut
alors de s'embarquer pour les Grandes-
Indes sur l'escadre commandée par le célèbre Alvarez Cabral. Une terrible tempête
assaillit l'escadre pendant le voyage, et le
vaisseau que montait Camoëns échappa seul
au désastre et débarqua à Goa. C'est alors
que, l'imagination échauffée, il composa
quantité de poèmes. Il écrivit d'abord, en
1555, ses *Disparates na Indiu*, poème sati-
rique dans lequel il flétrissait ce mélange
de vices et d'orgueil, de licence et de bas-
sesse, de cupidité et de vénalité que l'on
remarquait dans la haute société des habitants de Goa.

Le gouverneur général Francisco Bar-
retto, cédant aux instigations de certains
de ses courtisans et croyant lui-même avoir
été visé par *Les Disparates*, fit embarquer
le poète et lui intima l'ordre de se rendre à
Macao, sur les côtes de Chine, où les Portugais venaient de fonder un établissement.
Camoëns débarqua à Macao en 1556. Il y
mena la partie de son existence la plus pai-

sible de toute sa vie, et c'est là qu'il composa ses immortelles *Lusiades*.

D'après Camoëns, un certain roi Lusus, fils du Bacchus indien, aurait donné son nom au pays appelé aujourd'hui Portugal, et les Portugais désignés par Camoëns sous le nom de Lusiades, *Os Lusiadas*, descendraient du roi Lusus. Il existe à Macao une grotte appelée Grotte de Camoëns, autrefois grotte de *Patone*, dans laquelle le poète allait écrire son immortel ouvrage, d'après certains historiens, grotte que les étrangers ne manquent jamais de visiter à leur passage à Macao.

Les Lusiades sont certainement l'épopée populaire la plus belle des temps anciens et modernes. Elles sont divisées en dix chants et le poète semble s'être modelé sur l'Enéïde pour cette distribution. Il raconte l'histoire du Portugal en vers magnifiques, et, dans une série de tableaux aussi riches que variés, il nous montre, imitant le récit d'Enée à Didon, dans cette galerie héroïque, tous les exploits, toutes les grandes actions par lesquels les Portugais se sont immortalisés, et dans le récit desquels, comme l'ouvrage l'indique, il faudrait bien se gardor de ne voir que de simples épisodes.

L'entreprise de Vasco de Gama est le principal morceau de ce défilé de héros. Les plus célèbres d'entre ces tableaux sont l'apparition du géant Adamastor, roi des Tempêtes, qui essaye d'user de la puissance qu'il exerce en commandant aux vents et aux nues, d'empêcher Vasco de Gama de continuer son voyage et de doubler le cap des Tourmentes; la tragique destinée d'Inès de Castro nous révèle tout ce que l'imagination du plus grand des poètes a pu produire.

Camoëns dont l'œuvre est modelée sur les œuvres de l'antiquité classique a mélé l'histoire à la poésie et le chistianisme à la mythologie.

La versification des Lusiades est sans aucun défaut et la gloire nationale des Portugais y revêt toutes les formes. Les sentiments patriotiques existent au plus haut degré dans cet œuvre admirable et le style possède tant de charme que les Portugais même les moins instruits en savent par cœur des stances qui sont devenues de véritables chants populaires.

Camoëns dût parcourir les mers de
l'Inde, alors qu'il se rendit à Macao et ce
fut pour lui l'occasion de visiter les îles
Molûques. Barreto revenu de ses sentiments
hostiles contre le poëte, lui accorda les
fonctions de curateur des successions, place
lucrative puisque trois ou quatre années
seulement d'exercice suffirent au poète
pour amasser de quoi vivre désormais à
l'abri du besoin. Mais cet emploi essentiellement matériel et prosaïque ne pouvait
convenir à notre poète qui résigna ses fonctions et vécut complétement indépendant.
Il eut assez du séjour de Macao, sollicita
son rappel, l'obtint en 1561 et s'embarqua
pour Goa avec tout ce qu'il possédait. Le
navire qu'il le portait allait entrer dans les
eaux du Golfe de Siam, lorsque une tempête le jeta à la cote et le brisa non loin de
l'embouchure du Necon. Cette tempête en-
gloutit toute la fortune de Camoëns, le pain
de ses vieux jours, mais il put se sauver à
la nage à l'aide d'une planche en empor-
tant seulement le précieux manuscrit des
Lusiades, à l'exemple du grand empereur
romain César se sauvant à la nage d'une
main, et élevant sur l'eau l'autre dans laquelle il tenait ses immortels commen-

taires. Après un séjour de plusienrs mois
sur les côtes où il avait échoué, après des
vicissitudes sans nombre, après des souffrances inouïes, il arriva enfin à Goa, où il
trouva le nouveau gouverneur général,
Constantin de Bragance, qui avait été son
ami dans sa jeunesse. Il vécut tranquille
pendant quelque temps, mais le comte de
Redondo, successeur de Constantin le per-
sécuta de nouveau. Il faut ajouter que notre
poète continuait toujours à fronder les
puissants du jour, à flétrir la lâcheté et à
poursuivre les fripons de ses sarcasmes et
de sa plume la plus acérée.

Il fut donc jeté en prison sur l'accusation
de malversations qu'il aurait commises à
Macao. Il y resta encore longtemps et en
1567 rendu enfin à la liberté, il suivit le
nouveau gouverneur de Mozambique et arriva à Sofala.

Il ne tarda pas à se brouiller avec son
nouveau protecteur et la vie devint alors
très pénible pour lui, car il fut en proie à
la plus horrible misère ; heureusement que
d'ancien amis qui vinrent dans les eaux de
Sofala, l'arrachèrent à cet affreux séjour
non sans avoir payé pour lui la misérable

somme de cent francs, qu'il devait au gouverneur et sans le payement de laquelle ce dernier ne voulait le laisser partir.

Il s'embarqua pour Lisbonne en 1569 et n'y arriva qu'en juin 1570. Il avait donc passé 17 ans dans les Indes. Ici nous perdons un peu les traces de notre héros, mais en 1572 parurent Os LUSIADAS qui eurent un immense et retentissant succès. Les quatre premières éditions furent rapidement enlevées, mais quoique la gloire vint récompenser le Camoëns, la fortune continuait toujours à lui être défavorable, au point qu'il tomba de nouveau dans la plus poignante détresse.

Certains auteurs prétendent même qu'il mourut à l'hôpital, mais rien n'est moins prouvé que cette assertion. Il parait néanmoins exact qu'au moment de sa mort le Camoëns n'avait sur son grabat qu'une misérable couverture trouée, et que le drap dans lequel son cadavre fut enseveli dut être emprunté à la maison de Vinuoso.

Luiz de Camoëns mourût en 1579, dans une pauvre maison du quartier Santa-Anna et fut inhnmé dans le couvent des religieuses de ce nom.

Seïze ans envirou aprés sa mort, on eût
la plus grande peine à découvrir l'emplacement de sa sépulture et ce fut alors qu'on
fît graver cette inscription sur la pierre
tombale qui recouvrail ses restes :

« *Ci-gît, Luiz de Camoëns, prince des
poètes de son temps. Il vécut pauvre et
misérablement. Il mourut de même.* »

Jusqu'en 1775, le tombeau de Camoëns
resta dans le même état, mais le terrible
tremblement de terre qui eut lieu à Lisbonne cette même année, détruisit de fond
en comble le couvent de Santa-Anna et ce
ne fut qu'en 1854, après un grand nombre
de fouilles intelligentes, qu'on parvint à
découvrir les restes mortels de Camoëns et
qu'alors on lui éleva un monument digne
de son puissant génie et de ses grandes
gloires.

Ce fut sous la direction d'une commis-
sion de l'Académie de Lisbonne que ce
monument fut élevé à la mémoire de
l'illustre poète, de l'immortel chantre des
Lusiades.

Nous avons encore de lui une grande
quantité de poésies diverses, délicieuses et

pleines de grâce, comme tout ce qu'il a écrit, des *Canzones*, des *Sextinas*, des odes, des élégies , des églogues, des stances, des *Redondilhas*, des satires et deux comédies : *Les Amours de Philodème* et *Un Amphytrion*.

Gil Vicente fut aussi un des organes et des représentants du sentiment national surexcité par les hauts faits des héros portugais de cette époque. Il faut bien malheusement ajouter qu'à l'époque du désastre d'Alcazar, de la mort de l'héroïque roi Sébastien, la littérature portugaise faiblit un peu et que le gongorisme fit un peu d'invasion dans la poésie portugaise.

L'*Afonso Africam* de Vasco de Mouzinho de Quevedo e Castellobranco se ressent un peu de ce gongorisme dont nous venons de parler et ne peut se comparer aux Lusiades avec lesquels certains auteurs ont essayé de le mettre en parallèle. L'*Ulyssea* de Pereyra de Castro et la *Malacca conquistada* de Francisco de Sà e Menezès n'en sont pas exempts.

A l'époque de la domination des trois Philippe d'Espagne, la littérature portugaise se ressentit de cette politique de spoliateurs et la plupart des écrivains-poètes

de cette période employèrent le Castillan
au lieu de la belle langue nationale, immor-
talisée par leurs prédécesseurs et surtout
par l'illustre auteur des Lusiades.

Quelques pastorales seulement telles que
la *Primavera*, le *Pastor peregrina* et l'*O
Desinganado* de Francisco Rodriguez Lobo
(né en Estramadure vers 1650), nous sont
parvenues en langue portugaise. En 1738,
la littérature recommença à prendre le
dessus et nous avons la *Lusitania illus-
trata* de 1842 qui nous a donné un heureux
choix de sonnets de cette époque qui fut le
triomphe du sonnet en Portugal. Quelques
esprits distingués parurent à cette époque
mais nous nous contenterons de les citer,
car ils employèrent l'idiome castillan comme certains de leurs devanciers. Ce furent
Diamante, Matos Fragoso, Melo, etc., etc.,
etc.....

Nous pouvons citer comme productions
dramatiques en langue portugaise dans le
cours du dix-septième siècle, la collection
des *Entremeses* de Manoël Coelho Rebello
intitulées : *A Musa intretenida de Varios
Entremeses* qui contient les plus anciens
intermèdes du théâtre portugais.

L'opéra italien introduit à la cour du roi
Jean V, au commencement du dix-huitième
siècle, donna naissance à l'opéra-comique
portugais qui n'était autre chose que nos
opéras bouffes ou opérettes modernes et
qui peuvent sur quantité de points leur
être comparés. Ces sortes de mélodrames
sent attribués généralement à un juif,
Antonio José da Silva, brûlé vif lors du
dernier auto-da-fé de 1745 et furent repré-
sentés de 1733 à 1741. On en retrouve
encore aujourd'hui de nombreuses éditions.

C'est à cette époque que l'on retrouve les
romans d'amour et de chevalerie à l'imita-
tion de l'*Amadis* de Francisco de Moraez,
de *Palmérin de Inglalerra,* d'après l'original espagnol de Luiz Hurtado, les *Trium-
phos de Sagramor* et le *Mémorial dos
Cavalleros da seconda Tavola Redonda,*
par Georges Fereira de Vasconcellos, dont
nous avons encore trois célèbres nouvelles
dramatiques : *Comedia Euphrosina, Comedia Olyṡippo, Comedia Oligraphia* (1116-
1618-1619).

Les prosateurs sont Rodriguez Lobo et
son successeur Eloy de Sasotomayos. Le
plus célèbre écrivain de cette époque, Joao

de Barros, est aussi l'auteur d'un roman
de chevalerie. Ses décades, dont l'œuvre
fut continuée par Diogo de Conto et par
Antonio Boccaro, ont fait surnommer Joao
de Barros le Tite-Live portugais. Afonso
d'Albuquerque, fils du grand homme de ce
nom, raconta les hauts faits paternels dans
ses *Commentarios*, et la vie d'Emmanuel-
le-Grand fut racontée par Damian de Goez,
homme d'Etat qui avait beaucoup voyagé
et qui mourut en 1560. Les grands hommes
portugais et les victoires de ce grand
peuple ne trouvèrent pas seuls des historiens ; le jésuite Antonio Veyra célébra les
Indiens vaincus. Veyra, né à Lisbonne en
1608 et mort en 1697, passa la plus grande
partie de sa vie en Amérique, il fit à pied
plus de cent mille kilomètres à travers
les déserts du Nouveau-Monde et écrivit
des catéchismes indiens dans six différents
dialectes de ces pays. Il défendit à la Cour
de Jean IV, avec tout le feu et l'énergie
d'un missionnaire ardent et convaincu, les
droits naturels des Indiens contre l'inso-
lence des conquérants. Il défendit aussi les
juifs, et peu s'en fallut qu'il ne fut traduit
devant le Saint-Office comme judaïsant ; le

pape dut intervenir pour le tirer d'affaire.
Ses sermons, *Sermoens*, quoique un peu
emphatiques, sont de beaux monuments littéraires, et on a publié un choix de ses lettres qui sont le modèle achevé de la prose
et de l'éloquence nationales. Il lui arrive
même d'atteindre au ton de la prophétie,
sans que son style se ressente aucunement
de ce gorgorisme dont nous avons parlé.

Il faut pourtant le reconnaître. L'enflure
est le défaut capital des prosateurs de ce
siècle. Nous avons de cette époque, en langue nationale, l'histoire de la monarchie
portugaise, *Monarchia Lusitana*; Alco-
baoa (1597), de Bernardo de Britto qui,
chose singulière, étant donné son titre, dé-
bute à la création du monde et ne va que
jusqu'à l'époque de la fondation de la monarchie portugaise, mais qui n'en est pas
moins empreinte de sentiments patriotiques et écrite dans un style correct et
d'une élégante simplicité. Luiz de Souza,
auteur des biographies de saint Dominique,
date également de cette époque. Cet auteur
a écrit la vie de l'archevêque de Braga, et
quoique son récit trahisse toujours le chevalier qui s'est fait moine, il est classé par

les auteurs parmi les grands prosateurs classiques du Portugal.

Le chef-d'œuvre de la prose classique est sans contredit la V*ie de Jodo de Castro* de Jacyntho Freire de Andrado, abbé de Santa Maria das Chans. Cet ouvrage parut pour la première fois à Lisbonne en 1651. L'auteur s'y montre l'émule et l'égal des grands historiens de l'antiquité ; son œuvre a eu une quantité innombrable d'éditions et a été traduite en plusieurs langues étrangères.

Une momenclature rapide va nous suffire pour indiquer à nos lecteurs la quatrième période de l'histoire de la littérature Portugaise.

L'influence française, à partir du commencement du dix-huitième siècle se fit sentir chez les auteurs Portugais, comme d'ailleurs chez tous ceux des autres nations. Le général François Xavier de Ménézaz, comte de Ericeira, traduisit en vers Portugais, l'art poétique de Boileau et composa une sorte deHenriade (*Henriqueyda*) qui raconte dans un style assez peu correct, la fondation de la monarchie d'Henri de Bourgogne. Il est également l'auteur de *O Portugal Restaurado.* La restauration du Portugal, ouvrage en prose, beaucoup mieux écrit.

En 1714 de jeunes poètes et littérateurs Portugais fondèrent à l'instar des *arcades* de Rome et qui en portait d'ailleurs le nom, une *académie poétique et littéraire,* qui fut longtemps en honneur et d'où sortirent des auteurs d'un certain mérite. D'ailleurs le marquis de Pombal alors tout puissant, protégeait cette société. Néanmoins, un de ces jeunes auteurs, Pedro Garçao fut victime des persécutions de Pombal, qui le fit enfermer dans un cachot pendant plusieurs années. Cet auteur a fait des comédies, à la façon de Térence, très goûtées dans le monde littéraire.

Antonio Diniz da Cruze Silva autre membre de cette académie, passe à bon droit pour le meilleur poète anacréontique de sa nation; (*ô hysoppe*) le Goupillon, est un de ses meilleurs poënes héroï-comiques; un simple coiffeur Dominguos de Reys Quita un autre de ses membres, cultiva la poésie bucolique. Il est demeuré sans rival dans ce genre. Claudio Manoël da Costa, Jose de Santa-Rita-Dourâo, Jose Barzilio de

Gama, Thomas Antonio da Costa (*Dirçeu*) tous Brésiliens, figurèrent avec ho.neur parmi les littérateurs de l'époque.

Au commencement de ce siècle deux littérateurs trés distingués, d'abord ; Francisco Manoël do Nascimento (1734-1819) qui brille par la pureté et l'élégance de son style, se distingue par une traduction d'Emmanuel le grand, d'Osoreo ; ensuite Manoël Maria Barboza de Boccage (1766-1805) est incontestablement le meilleur et le plus populaire des auteurs modernes. L'élégance, la correction et la pureté de son style le classent au premier rang ; ses succès littéraires furent très nombreux, et lui attirèrent des imitateurs maladroits dont les œuvres sont empreintes de gongorisme et aussi obscurs eux mêmes que Barboza de Boccage est célèbre.

Sans nous arrêter à la nomenclature de quantité d'auteurs, nous ne pouvons passer sous silence José Agostinho de Macedo, auteur d'un poème épique, *O Oriento*, de plusieurs autres ouvrages et surtout de *A Meditaclo*, poème excellent. Macedo passe aux yeux de certains Portugais pour être au-dessus de Camoën· lui-même ; nous oserons néanmoins ne pas partager cette opinion et tenir Camoëns pour le plus grand poète du Portugal.

De nos jours, les révolutions politiques, ce sentiment d'indépendance qui se fait sentir chez tous les peuples, cette lutte ardente pour le progrès, ont réveillé le sentiment national portugais et fait surgir une pléiade d'auteurs, parmi lesquels se trouvent Muzinho de Albuquerque, auteur des *Georgicas Portuguezas*, J.-G. de Magalhaens; Antonio Feliciano de Castilho ; Alexandro Herculano de Carvalho; J.-B.Leytao d'Almeida Garrett qui a composé un poème intitulé : *Camoëns,* en dix chants, ainsi que *Dona Branca* ou *A conquista de Algarve* et *Adozinda Romance,* autre poème, ce dernier considéré comme son meilleur ouvrage. Un *Romancero Portugues* a été publié par Pizarro Moraës Sarmento. Citons aussi, parmi les poètes portugais nés hors d'Europe, le brésilien Antonio José Ozorio de Pina Leytao, auteur de *A Affonsiada,* poème épique, José Bonifacio d'Andrada ; le vicomte de Pedrabanca. On trouve dans les ouvrages bien connus de Bouterweck et de Sismondi le résumé de l'histoire littéraire du Portugal et la traduction des chefs-d'œuvre du théâtre portugais. Ces ouvrages ont été publiés en 1823 à Paris.

Nous allons maintenant visiter en praticiens ce Portugal dont nous venons de donner un aperçu à nos lecteurs, et si notre ouvrage a le bonheur de plaire au public, nous serons largement récompensés de nos peines.

CHAPITRE V

—

Eaux minérales du Portugal

§ 1ᵉʳ. — *De l'origine et des diverses théories sur les eaux minérales*

Les services éminents que les eaux minérales rendent depuis longtemps à la médecine, pour le traitement d'une foule de
maladies chroniques, ont appelé de bonne
heure sur elles l'attention des chimistes et
des praticiens. De nombreux travaux sont
tous les jours entrepris dans le but de dé-
voiler la nature exacte de leurs matériaux
et de découvrir les causes de leurs effets
thérapeutiques. Peu de questions médicales pourraient se prévaloir d'avoir appelé
de nos jours autant d'efforts. Les médecins
les plus habiles ne dédaignent point cette
étude, si riche et si féconde, et qui crée de
nouveaux horizons à la thérapeutique. Les
motifs les plus entraînants se présentent

pour exciter leur zèle ; le besoin surtout de placer les médecins en position de mieux connaître cette grande ressource de l'art médical, d'en évaluer avec plus de précision les différences, de les mieux approprier à la diversité des médications, enfin, d'en étendre analogiquement les applications d'une manière plus certaine, et avec plus de fécondité dans les résultats.

Les eaux minérales se présentent d'ailleurs au nombre des plus beaux phénomènes de la nature morte. Elles exportent, du sein de la terre, les matériaux les plus remarquables et les plus divers. Le caractère thermal, qui est leur apanage presque habituel, excite puissamment l'esprit à la recherche de ses causes probables. Leur distribution à la surface du globe, leur fréquence dans certaines régions, leur absence dans quelques autres, leurs rapports avec le caractère des terrains à travers lesquels elles s'échappent, ou ceux d'où elles tirent leur origine, tout semble placer cette étude au rang des plus importantes considérations de la géologie.

La question thérapeutique permet d'établir des distinctions entre les constitutions,

et les eaux minérales permettent de modifier et d'améliorer l'état constitutionnel et
morbide de ceux qui, indépendamment du
bon air et des distractions, vont aussi leur
demander la santé et une nouvelle vie.

Elles préviennent les conséquences fâ-
cheuses qui pourraient résulter d'une constitution prédominante chez certains individus et elles combattent avec succès la
part que l'état constitutionnel a pu prendre
dans le développement ou la persistance
d'un état morbide quelconque.

Dans ce dernier cas, il arrive souvent que
l'indication thérapeutique que désigne l'é-
tat maladif se trouve, sous le rapport noso-
logique, subordonnée à celle que l'état
constitutionnel commande.

Nous ne nous occuperons pas ici de l'origine et de la formation des eaux minérales
froides dues, soit à des infiltrations super-
ficielles, soit artésiennes et dont l'émission
provient, après plusieurs convulsions du
terrain, d'une simple condition de retour à
niveau ; mais ce que nous allons étudier
ici, ce sont les eaux thermo-minérales à
températures plus ou moins élevées et à
mouvements élévatoires ou ascensionnels.

Les observateurs, les naturalistes, les géologues, se sont vivement intéressés à cette question de température propre des eaux minérales, et nous sommes ici de l'avis de Fourrier et de M. Cordier qui l'attribuent, avec juste raison, à la chaleur de notre globe, rayonnant du centre à l'extérieur.

Il est certain que le travail plutonique souterrain est la cause prédominante de la formation des eaux thermo-minérales. En effet, les éjections volcaniques en contiennent toujours en grande quantité.

On peut attribuer encore leur formation à des infiltrations souterraines qui, finissant par atteindre de grandes profondeurs, se réduisent en vapeurs et reprennent leurs formes premières d'eaux chaudes ou thermales, à quelques pieds ou quelques mètres de la surface du sol, et selon toute probabilité, ces eaux, à l'état de gaz et sous l'influence d'une pression d'une puissance incalculable, se combinent avec les minéraux qu'elles traversent et avec lesquels elles sont confondues et reviennent, par les moyens que nous avons indiqués, chargées de ces principes thérapeutiques qui les font rechercher par les malades atteints d'états diathésiques divers, de dermatoses, etc., etc.

Il est clair que bien des détails de cette évolution échappent encore et échapperont longtemps aux observateurs et aux savants.

Le phénomène de l'émission ascensionnelle est fort complexe, et, si on eût posé, il y a encore peu de temps, à un spécialiste. la question d'alimenter un générateur, avant l'invention toute récente de l'appareil Giffard, par l'action directe de la vapeur, ladite question eut été certainement controversée, diversement appréciée, et eut fait l'objet de discussions sans nombre, car il répugne généralement aux savants de chercher les causes en dehors des faits connus.

Il se produit certainement à une grande profondeur des réactions multiples, souterraines ou sous-marines, dont celles de nos laboratoires ne pourraient nous donner aucune idée. Est-ce au départ, est-ce pendant le trajet, est-ce au lieu d'arrivée, que ces réactions, à une température des plus élevées, sous une énorme pression, se produisent en se combinant par des effets d'expansion très considérables à des gaz prééxistants, c'est ce que nous ne pouvons savoir, car la science est encore muette à cet égard. L'action si puissante qu'exerce l'acide carbonique comme propulseur, dans certaines eaux thermales bicarbonatées du Portugal, en sont la preuve la plus convaincante. La déduction logique de ce que nous venons de démontrer est que les eaux thermales sont liées, non-seulement de position, mais encore d'origine, aux massifs cristallisés, aux roches plutoniques et volcaniques de toute nature.

Les eaux minérales froides sont comprises depuis 6° jusqu'à 15° ou 20° centigrades. Au-dessus de 20° jusqu'à 30°, les eaux sont dites tempérées, et au-dessus de 30° elles sont considérées comme thermales.

On voit des eaux thermales atteindre 100° et plus; telles sont certaines eaux de l'Islande. Nous n'entrerons pas dans des détails d'expériences thermométriques pour constater ce fait.

Quantités d'auteurs ont étudié la question du calorique naturel des eaux minérales. Aristote, le premier, dit que la chaleur solaire pénètre à travers le globe et se fixe à son centre comme à travers une lentille

et que ce calorique incessamment accumulé
est absorbé par les sources qui l'abandon-
nent au moins en partie lorsqu'elles attei-
gnent la surface du sol. Plus tard, Empé-
docle, Sénèque, Agricola et Apulée ont ad-
mis que les foyers souterrains produisaient
ce calorique qui, dans ces conditions spéciales, contribuait à la formation des vol-
cans.

La théorie de Miléus est celle des vents
auxquels il fait jouer un rôle à peu près
analogue à celui qui dans l'air forme la
pluie, la grêle, le grésil, la neige, en un
mot l'eau solide. Les vents, dit ce philoso-
phe, s'entrechoquant impétueusement suf-
fisent à échauffer les eaux qu'ils rencontrent.

Georges Horstius pose en principe que la
chaleur propre de la terre est un siége
d'exhalaisons capables d'échauffer les eaux.

Comme on le voit jusque-là, la théorie
d'Aristote était encore la plus rationnelle.

Fabas croit que ce sont les montagnes
qui absorbent l'air, l'eau et le calorique de
l'atmosphère. Ce calorique emmagasiné
finit, en circulant dans les fissures et les
fentes des rochers, par acquérir une tem-

pérature très élevée et par se propager de proche en proche jusqu'à céder à l'eau une partie de cette température qui la rend thermale.

Cette théorie de la puissance absorbante des montagnes, est également celle de Witting qui prétend qu'elle s'exerce jusqu'à vingt milles géométriques de profondeur, endroit où les fluides se convertissent en liquide, par la compression qui communique à l'eau sa température élevée. Le célèbre dominicain Albert le Grand exposait au treizième siècle ces théories qui sont, à peu de chose près, celles de nos géologues contemporaines ; c'est toujours d'ailleurs la question rationnelle qui s'agite et se meut dans ces théories.

Les eaux thermales sont d'après l'éminent religieux, le résultat de courants d'eau souterrains qui viennent s'épancher par leur mouvement ascensionnel à la surface, après avoir été surchauffés par l'intense chaleur centrale du globe terrestre.

Tout ceci nous démontre que le principe du calorique central souterrain est définitivement posé.

Nous ne nous étendrons pas davantage sur la question. Cependant il nous paraît utile de démontrer certaines conséquences sur l'origine souterraine des eaux thermominérales.

Descartes soutient les mêmes théories dont nous venons de parler, et Laplace. qui n'est pas moins explicite, s'exprime en ces termes :

« Si l'on conçoit que les eaux pluviales,
» en pénétrant dans l'intérieur d'un plateau
» élevé , rencontrent dans leurs mouve-
» ments, une cavité de trois mille mètres
» de profondeur, elles la rempliront d'a-
» bord, ensuite acquerront, à cette profon-
» deur, une chaleur de 100 ° au moins, et
» devenues par là, plus légères, elles s'élè-
» veront et seront remplacées par des
» eaux supérieures ; en sorte, qu'il s'éta-
» blira deux courants d'eau, l'un ascen-
» dant, l'autre descendant, perpétuellement
» entretenus par la chaleur intérieure de
» la terre. Ces eaux, en sortant de la par-
» tie inférieure du plateau, auront évidem-
» ment une chaleur bien supérieure à celle
» de l'air, au point de leur sortie. » (Anna-

les de chimie et de physique, 1820, t. XIII, p. 412.)

La théorie de Laplace a eu ses contradicteurs ; Rouhelle, de Saussure, Thivolier ont présenté également leur théories. Puis d'autres auteurs, tels que : Fodéré, Sauquet et Anglada, ont posé également des conclusions.

Nous ne rechercherons pas avec Fourier et Cordier, les échelles souterraines de la chaleur, un tel sujet nous entraînerait trop loin.

Il nous reste cependant à ajouter que la chaleur des eaux minérales est le point le plus important de leur action thérapeutique. Il ne faudrait cependant pas mesurer leur degré d'efficacité à celui de leur température, car dans certains cas, il est bon de s'adresser à des eaux tempérées, voire même à des eaux froides.

Les agents balnéo-thérapiques multiplient les modes d'administration des eaux. En effet, on comprend que leur action varie suivant les différents organismes et que le traitement thermal doit s'approprier au tempérament du sujet.

Il nous paraît superflu de dire que les

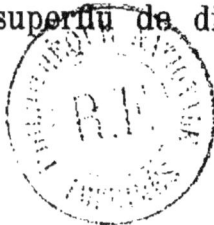

eaux thermo-minérales exercent toutes leurs actions salutaires quand elles possèdent tous leurs principes constitutifs. Il est donc à peu près indispensable de suivre le traitement hydro-minéral sur les lieux mêmes où les sources prennent leur naissance. Les eaux minérales, en général, d'ailleurs fort peu transportables perdent toutes, ou presque toutes, dans le transport, leurs propriétés thérapeutiques.

Il est évident que certains individus, dont la santé a été détériorée par certains travaux importants, par des peines morales, par la fatigue de l'esprit surmené, n'ont pas besoins d'eaux thermales spéciales, car ici leur situation est plutôt due à un marasme organique général qu'à une maladie déterminée.

Dans ce cas, les conditions hygiéniques des stations balnéaires, la distraction ou la solitude, l'exercice ou le repos deviennent d'excellents agents reconstituants. Au reste, les praticiens ont adopté deux espèces de médications : la médication *reconstituante* et la médication *altérante*.

La première s'exerce dans la plupart des eaux minérales même faiblement minéralisées. Il faut cependant que les éléments du traitement thermal s'exercent dans de bonnes conditions.

Le développement le plus complet du traitement, la réunion de circonstances hygiéniques favorables, le perfectionnement des appareils employés, contribuent dans ce cas au travail de rénovation.

La médication *altérante* demande plus de soins, plus d'études et une grande précision dans son application.

En effet, nous avons ici affaire à des états morbides parfaitement caractérisés ; les sujets atteints de rhumatismes, de gastralgies, de névroses, de dermatoses, etc., etc., réclament des eaux minérales ainsi qu'un traitement médical intelligemment approprié à la maladie dont ils sont atteints.

Dans les maladies chroniques, les indications sont complexes et un habile praticien peut seul employer les médications résolutives, substitutives ou sédatives que nécessitent la situation et le sujet sur lequel se concentrent ses observations. Il fait alors concourir ces moyens puissants de concert avec ceux empruntés à l'hygiène et aux ressources de la balnéothérapie. Alors toutes ces conditions de médicamentation réunies agissent puissamment sur l'organisme tout entier, ou pour la réparation d'une lésion organique ou fonctionnelle isolée.

C'est ainsi que l'on doit en général considérer le traitement thermal etles moyens dont il dispose.

On peut alors apprécier avec certitude les diverses opinions émises sur le mode d'action des eaux minérales en envisageant dans son ensemble, cette question complexe dont chaque station balnéaire est, à elle seule, un objet d'intéressantes études.

Le Portugal est peut-être de tout le monde entier le pays le plus digne d'attirer l'attention des spécialistes sur cette question. Son climat doux et tempéré, ses campagnes offrant une végétation luxuriante, ses sites pittoresques, qui peuvent rivaliser avec les plus belles régions de la Suisse française, l'air sain que l'on y respire, tout contribue à constituer à ce pays et à ses stations balnéaires une supériorité incontestable sur celles de toutes les nations du globe.

Nous avons déjà parlé dans cet ouvrage du caractère hospitalier, de la politesse, de l'aménité et de la douceur des habitants du Portugal. Cette raison vient encore s'ajouter à celles que nous venons d'énumérer pour rendre le séjour des stations balnéaires du Portugal charmant pour l'étranger.

Nous sommes, avec Malte-Brun, d'accord sur ceci : Qu'il est peu de contrées en Europe qui possèdent une plus grande quantité de sources minérales. On en trouve dans le Minho, dans le Tras-os-Montès, dans la Beïra, dans l'Estramadure, dans l'Alem-Tejo et dans l'Algarve. C'est dire qu'on en trouve dans toutes les provinces du Portugal. Elles sont gazeuses, salines, sulfureuses, ferrugineuses, alcalines, etc., etc., et, toutes, ou presque toutes, sont thermales.

§ 2. — *Utilité des eaux minérales en général.*

—

L'expérience de chaque jour enseigne que les eaux minérales exercent sur le corps de l'homme une influence remarquable et salutaire, même après que tous les remèdes pharmaceutiques ont sur lui épuisé leur action ; aussi n'est-il pas surprenant que, parmi les médecins, ceux qui prescrivent le plus souvent les cures thermales, sont les plus répandus et les plus mûris dans la pratique de l'art de guérir.

Lors même qu'il n'y aurait qu'un seul principe médicinal uni à l'eau par la nature, dans ce grand et mystérieux laboratoire, comme disent les hydrologues, la manière d'agir de cette eau, malgré son extrême simplicité, serait déjà sur l'économie tout autre que celle d'un médicament préparé dans une officine.

Mais cette différence est bien plus évidente quand il s'agit d'eaux minérales complexes comme celles que nous allons passer successivement en revue.

En effet, les modifications qu'elles apportent dans l'organisme ne tiennent pas seulement à l'influence particulière de chacun des éléments qu'elles contiennent, mais aussi à l'action combinée, atténuée ou augmentée de ces mêmes substances, lesquelles, considérées comme des forces, ont une résultante médiatrice à la manière des préparations magistrales qui en sont comme des imitations incomplètes et moins assimilables. Ainsi, au jeune médecin qui a dû s'occuper nécessairement beaucoup plus des maladies aiguës et des moyens de les combattre, c'est-à-dire, de la matière médicale pharmaceutique, plutôt que de l'hydrologie, il peut être utile de rappeler les services importants que lui rendront les eaux minérales qu'aucun autre remède n'est capable de remplacer.

Les autres praticiens ne savent que trop combien de fois, à bout de ressources, ils n'ont trouvé de soulagement pour leurs malades qu'en les envoyant se retremper dans les eaux minérales, et combien de fois aussi, les voyant pâles, amaigris, débilités, consumés lentement et en proie depuis des mois ou des années à de longues souffrances, ils ont employé leur autorité morale pour les obliger à partir ; et enfin, ils savent avec quelle satisfaction ils les ont vus revenir un mois plus tard, frais, joyeux, réconfortés et l'âme ouverte à la douce espérance.

Les circonstances hygièniques et toutes favorables qui enveloppent le malade de toutes parts dans une station thermale, ne sont pas à coup sûr, la cause unique de ces étranges et surprenantes résurrections, et lorsqu'ils vont aux eaux, abandonnés aux derniers ravages des maladies chroniques, les pauvres gens eux-mêmes ne craignent pas de s'imposer les plus dures privations pour demander, non au paysage, mais à la source bienfaisante une nouvelle vie.

Presque toujours, alors, les lourds sacrifices que toute une famille supporte pour conserver un de ses membres, ont l'heureux résultat de modifier en bien, des affec tions devenues rebelles à tout autre médication.

Voyez ces nombreux malades, atteints depuis de longues années de maladies réputées incurables avec les seules ressources de la thérapeutique pharmaceutique et qui ont été guéris dans une ou deux saisons faites avec soin auprès d'une station thermale exactement appropriée à leur état pathologique. Voyez ces immenses quantités d'eau minérales transportées au loin et qui, prises en boisson, procurent chaque jour, sous les yeux des praticiens, et pour ainsi dire instantanément, de remarquables soulagements aux malades, lors même que déjà dégoutés de tous remèdes, ils semblent près de tomber entre les mains des médicastres, ou résignés à subir l'arrêt de leur mauvais destin.

Les tumeurs énormes, les engorgements du foie et de la rate ne se résolvent pas par l'hygiène, ni par la vue d'un paysage nouveau.

Ne nions pas l'influence d'un milieu sain et riant; mais n'attribuons pas à ces causes extérieures, comme l'ont fait quelques auteurs irréfléchis, une action thérapeutique que l'on irait volontiers demander à des voyages agréables et lointains, si l'influence thérapeutique et directe des eaux minérales n'était pas indispensable au premier chef. Que les malades n'oublient pas d'aller, en temps opportun, réclamer à la source même l'influence heureuse, prédominante et plus complète de la cure thermale, dont le principal avantage est de réunir toutes les conditions favorables, morales, hygiè- niques et médicales, de les faire s'entraider et agir toutes ensemble dans un temps donné.

Dans une station thermale à sources nombreuses et variées, il est souvent né- cessaire de faire passer le malade de l'une à l'autre, lorsque l'eau doit être prise en boisson, ou d'en graduer la thermalité et la minéralisation lorsque le malade doit suivre un traitement hydrothérapeutique. Dans ce cas, il sera toujours prudent de suivre les conseils du médecin qui est habituellement attaché à la station, praticien que la grande connaissance des eaux, la spécialité des études et la multiplicité des observa- tions faites sur ce sujet ont rendu plus apte qu'un autre, toutes choses égales d'ailleurs, à retirer des eaux, au profit du malade, tous les bienfaits possibles.

La présence de médecins expérimentés, aux abords d'une station thermale en rend le séjour d'autant plus profitable aux per- sonnes souffrantes que, au traitement par les boissons on doit adjoindre les bains, les douches et les autres moyens thérapeutiques, de manière à rendre les chances de guérison plus nombreuses et plus décisives.

Tous les médecins qui se sont occupés de l'hydrologie appliquée à l'art de guérir, ont reconnu aux diverses eaux minérales une action générale sur l'économie, dite action spéciale, mais en outre, très-souvent aussi, une ou plusieurs actions électives sur un organe ou sur un système d'organe, en un mot sur une fonction.

Nous regrettons beaucoup que le cadre trop restreint de notre travail ne nous permette pas de fixer un instant l'attention sur les rapports qui existent entre les éléments minéralisateurs des eaux thermales et leurs effets physiologiques et curatifs, c'est-à-dire sur leur action spéciale et sur leurs diverses actions électives.

. . . . , .

En voyant toutes les richesses hydrominérales du Portugal, il est difficile de ne pas s'écrier : Quelle plus grande faveur la Providence pouvait-elle faire au Portugal et à ses malades, que de leur donner ces sources nombreuses et variées qui, dans

leurs indications, embrassent presque toutes
les maladies chroniques et qui, par leurs
minéralisations différentes les unes des
autres, peuvent fournir au praticien une
véritable gamme thérapeutique !

§ 3. — L'électricité et les eaux minérales.

Nous avons développé les théories des
anciens et des modernes sur l'influence
qu'exercent les eaux thermales sur l'organisme. Tout récemment M. le docteur Scoutetten a exposé une théorie qui, accueillie
d'abord avec assez d'indifférence par l'Académie de médecine, a fini cependant par
marquer sa place et par devenir un sujet
d'intéressantes études pour nos jeunes
docteurs, que le progrès intéresse, à bon
droit, et qui ne négligent aucun des dé-
bouchés de la science pour y puiser de
sérieuses observations.

Cette nouvelle et ingénieuse théorie, ce
réveil des idées dynamiques tenté par

l'illustre professeur de Strasbourg, est appelée à jeter de vives lumières sur l'explication des phénomènes produits par les eaux minérales sur notre organisme. L'école vitaliste sanctionne de son autorité les faits inhérents à la théorie de M. Scoutetten.

En effet, si l'on veut bien se rappeler, comme nous l'avons dit précédemment, que la composition chimique des eaux minérales n'a rien, ou fort peu de commun avec leur action thérapeutique, c'est-à-dire que ces eaux soumises à l'analyse et reconstituées artificiellement, sont loin de produire les mêmes effets que ces eaux prises à leur source, on conviendra avec nous qu'il est purement logique de se rendre compte de leurs effets et qu'une nouvelle théorie doit incontestablement appeler l'attention des praticiens, surtout lorsqu'elle émane d'une intelligence d'élite comme celle du célèbre professeur.

Or, M. Scoutetten, après de nombreuses expériences faites, nous démontre logiquement que les propriétés électriques des eaux minérales ont une immense influence sur l'organisme humain.

En effet, notre globe est sans contredit un réservoir commun de l'électricité. Or, toutes les eaux minérales que l'on voit sourdre des entrailles de la terre doivent incontestablement en être chargées.

Nous ne pouvons donner le nom d'eaux minérales à celles qui existent à la surface, et telles, par exemple, que les eaux de mer, quoique ces dernières contiennent des sels et soient en fait minéralisées.

Ainsi que l'a démontré le grand savant, les eaux dites minérales ne contiennent pas la plus petite portion d'oxigène, contrairement à celles des mers et des rivières qui jouissent de cet élément. D'après une démonstration ingénieuse, ces dernières dégagent de l'électricité positive alors que les eaux minérales sont chargées de fluides électro-négatifs.

C'est au moyen du galvanomètre Nobili que l'observateur est arrivé à éprouver l'extrême sensibilité des eaux minérales qui donnent à l'aiguille du galvanomètre une variation de 70, 80 et même 90° , alors que les eaux des mers et rivières accusent une déviation de 15 à 20° , au maximum.

Les eaux sulfureuses sont celles qui dé-

gagent les courants les plus énergiques ;
d'ailleurs, on sait que ce que l'on appelle la
poussée des eaux, c'est-à-dire cette fièvre
cutanée qui survient parfois pendant le
traitement, est produite surtout et spécia-
lement par les eaux sulfureuses. Hâtons-
nous d'ajouter avec le savant M. Scoutetten et avant d'aller plus loin, que l'influence des courants électriques ne se produit que pendant le contact du corps
immergé avec l'eau minérale ; celle-ci produit sur l'organisme un retentissement qui
résulte des trois propriétés suivantes :

1° Les propriétés dynamiques qui jouissent d'intensités diverses qu'il importe de
connaître ; propriétés par lesquelles les
eaux minérales travaillent sourdement
l'organisme et préparent une modification
générale, d'où doit résulter la guérison ;
la fièvre thermominérale et l'excitation
thermale sont souvent les prodomes qui
avertissent les praticiens de cette guérison.

2° Les propriétés médicales qui varient
en raison de la nature et des principes minéraux plus ou moins abondants ; celles-ci
se révèlent surtout quand les eaux sont

prises en boissons. L'action médicamen-
teuse de ces eaux produit évidemment des
effets plus rapides que les lotions, bains,
douches, etc.

3· Les propriétés topiques, qui exercent
une action localisée sur la peau et déter-
minent souvent des symptômes éruptifs.

On peut se rendre compte dès lors des
résultats féconds et des précieux enseigne-
ments qui doivent ressortir de cette savante
théorie. Ainsi, alors que dans cette grande
classe des diathèses, on aura à apporter
des modifications à des troubles fonction-
nels graves, sérieux et profonds, on devra
s'adresser, non pas aux eaux thermales qui
contiennent des principes minéraux, mais
à celles qui témoignent des propriétés électriques, effectives et puissantes.

Jusqu'ici on appréciait les eaux thermales par le chiffre brutal des principes minéraux qu'elles renferment, sans tenir compte
de cette action électro-dynamique mécon-
nue de cet élément vital par excellence pro-
venant d'un état allotropique dont le foyer
réside dans les entrailles du globe. Il était
de notre devoir de signaler la théorie de
M. Scoutetten ; le médecin hydrologiste

peut, à l'aide de ce puissant concours, préciser d'une manière plus absolue le traitement qui convient aux malades confiés à ses soins, pour le modifier dans un sens favorable au retour à la santé. Ici vient se placer tout naturellement cette observation du docteur Anglada, par laquelle il nous paraît bon de terminer ce paragraphe.

« Toute maladie, affirme M. le profes-
» seur Anglada, soulève une double ques-
» tion qui correspond à deux ordres de
» phénomènes : les uns organiques ou ma-
» tériels, résultant de l'altération apprécia-
» ble des solides ou des liquides ; les autres
» dynamiques ou vitaux, cachés dans les
» profondeurs de l'économie et vérifiés seu-
» lement par l'intelligence. C'est en étu-
» diant les rapports et les combinaisons de
» ces deux ordres de faits, qu'on peut se
» promettre de résoudre, avec toute la pré-
» cision qu'elle comporte, la question uni-
» taire du diagnostic, de l'étiologie et du
» traitement des maladies. »

§ 4. — *Les eaux minérales et les maladies chroniques*

—

Il nous faudrait un terrain beaucoup plus vaste que le cadre de notre ouvrage pour développer l'étude des maladies chroniques. Les conditions qui président à leur développement, à leurs évolutions successives, à leur période de stabilité, enfin à leur terminaison parfois spontanée, deviendraient sur une échelle plus large l'objet d'une étude très approfondie. Leurs éléments si complexes, l'application des divers modes de traitement, les divers systèmes de médication, ne devraient laisser aucune incertitude à leur sujet, et il n'est point de raison pour que la pathologie et la thérapeutique toute entière ne soit discutée à propos de ces maladies. Les maladies chroniques sont généralement chroniques d'emblée ; il est rare qu'elles succèdent à des maladies aiguës prolongées ou incomplétement guéries. Elles se développent spontanément *proprio motu*. Cela vient de

ce que les maladies chroniques provien-
nent d'accidents insaisissables , quoique
profonds, développés d'une façon latente,
dont les causes déterminantes sont éloi-
gnées et n'apparaissent pas aux regards du
praticien, alors qu'elles éclatent brusque-
ment et s'emparent tout d'un coup de l'organisme.

C'est ici que vient se placer tout naturellement la médication thermale, cette ressource si précieuse dans le traitement des
maladies chroniques.

Les eaux minérales du Portugal offrent
des agents thérapeutiques, composés d'é-
léments nombreux et complexes. Nous y
trouvons des agents fort actifs, en général,
mais qu'une analyse subtile peut seule dé-
terminer, tels que l'iode, l'arsenic, la ba-
ryte, la strontiane, ceux-ci en raison de
leur activité, en de faibles proportions.
Puis des sels de chaux, de magnésie, de
soude, de fer ou de l'hydrogène sulfuré,
des muriates, des carbonates, ceux-ci en
proportions plus considérables. Il ne faut
pas, néanmoins, en déduire que leur clas-
sement serve de base à la proportion plus
ou moins considérable de leurs éléments,

car il suffit souvent d'un peu d'hydrogène sulfuré ou d'un peu de fer, dans une eau minérale, pour que celle-ci soit classée d'emblée dans les eaux sulfureuses ou ferrugineuses.

En gén ral, les eaux minérales du Portugal accusent leurs principes constitutifs à un haut degré, et c'est ce qui nous amène à leur consacrer la préférence.

Au point de vue thérapeutique, les eaux doivent être en rapport avec des états diathésiques ou constitutionnels déterminés, par exemple, les eaux sulfureuses avec la diathèse herpétique, les eaux chlorurées avec la diathèse scrofuleuse, les eaux alcalines avec la diathèse goutteuse ou glucosurique, les eaux ferrugineuses avec la chlorose, et, en un mot, les eaux minérales ont pour effet de suppléer à ce que les médicaments peuvent avoir d'insuffisant ou d'incomplet.

Il faut envisager les eaux minérales comme un moyen adjuvant très puissant, qui, par les changements intimes, qu'ils provoquent dans la masse de l'organisme, redonnent tout leur empire aux lois physiologiques et retournent en quelque sorte l'organisme du sens de la maladie vers le sens de la guérison. Il arrive souvent que les résultats d'une médication thermale ne sont pas immédiats, mais se manifestent au bout d'un temps plus ou moins long. C'est pourquoi, nous ne saurions trop insister sur la persistance des traitements thermo-minéraux.

Nous ne pousserons pas plus loin cette étude que nous avons dû réduire à la proportion d'une simple esquisse et nous allons passer à la nomenclature des diverses stations balnéaires du Portugal, examiner à quelles maladies chacune d'elles est applicable et dans quelles conditions d'hygiène et et de salubrité elles se trouvent exposées.

CALDAS DE RAINHA

(Chlorurées sodiques. Temp.33° cent.)

Cette station thermale fondée par la reine Eléonore, femme de Jean II (1481), est située dans la province de l'Estramadure.

Le climat y est excellent, la température uniforme, quoique parfois un vent violent du sud-ouest y règne. Les environs en sont extrêmement agréables ; les sites pittoresques qui entourent cette station balnéaire sont en général ravissants, et une végétation luxuriante ne contribue pas peu à faire de Caldas de Rainha un lieu de délices où affluent presque continuellement les riches et illustres Portugais et les étrangers de distinction.

Un charmant établissement, admirablement aménagé, où l'on reçoit l'accueil le plus gracieux, renferme des distractions sans nombre. Les thermes, réparés depuis peu, sont également appropriés à la haute société que l'on y rencontre et qui vient y chercher les éléments reconstituants d'une santé délabrée.

ANALYSE POUR UN LITRE D'EAU

	grammes
Carbonate de chaux.	0,2089
Sulfate de chaux	0,4276
— de magnésie.	0,2088
— de soude	0,1404
Chlorure de sodium. . . .	1,5940
Sulfure de sodium.	0,0027
Bromure de magnesium (traces).	
Alumine.	
Oxyde de fer	
Silice	0,0453
Matiére organique.	
Perte	

2,7277

cent. cub.

Oxygène. 1,08
Azote. 16,70
Acide sulfhydrique. 4,75
— carbonique. 61,20

Ces eaux ont été analysées en 1858.

La caractéristique thérapeutique de ces eaux est formelle ; elle représente une médication essentiellement reconstituante. Elles agissant comme tonique, stimulant sur les fonctions digestives et réveillent celles de la peau. Elles activent la circulation abdominale et manifestent même leur puissance sur les fluxions hémorroïdales et menstruelles. Leurs propriétés sont purgatives, mais il arrive souvent qu'elles peuvent provoquer de la constipation, soit dans les commencements, soit pendant ou à la fin du traitement. Dans ce cas, il est facile de rémédier à cet inconvénient par l'addition d'un sel neutre qui ne peut en rien dénaturer ni entraver l'effet de ces eaux.

Elles exercent une action élective et spéciale sur la nutrition et le fonctionnement des organes abdominaux et pelviens : estomac, intestins, foie, rate, utérus, reins.

Elles sont indiquées soit comme usage interne, soit comme usage externe, selon les cas, et exercent une influence bienfaisante dans le lymphatisme, la scrofule, les paralysies, les rhumatismes, la pléthore gastralgique ou abdominale, les blessures, certaines maladies de la peau, etc., etc.

En résumé, ces eaux possèdent une action dépurative, résolutive et reconstituante, suivant les cas.

Il arrive quelquefois, et nous ne répéterons plus ceci dans le courant de ce chapitre, qu'il se produit pendant le cours du traitement et sur le sujet traité une de ces éruptions, accompagnées de fièvre, qui affectent des formes très variées et qu'on appelle *poussée des eaux* ou fièvre thermale.

Dans ce dernier cas, le malade doit suspendre tout traitement thermal et s'adresser, pendant quelques jours, soit à un praticien habile, soit au docteur attaché à l'établissement.

CHAVES

Eaux sulfureuses ; temp. 54° cent.)

Située dans la province de Tras-os-Montès, sur un plateau, près de la Taméga qui coule encore sous le pont de dix-huit arches bâti par Trajan, cette station était célèbre du temps des R∘-mains, sous le nom d'*Aquœ Fluviœ Turodorum.*

On y trouve encore des ruines de Thermes anciens, et il n'existe qu'un établissement rudimentaire à Chaves, malgré l'excellence de ses eaux. Nous ne nous répéterons pas au sujet du climat du Portugal, qui est à peu près le même partout. Une température modérée y règne à peu près sans partage.

Il ne nous a pas été donné de posséder l'analyse de ces eaux, mais nous pouvons

d'ores et déjà en donner les propriétés curatives.

Ces eaux sont excellentes pour le traitement des rhumatismes, des paralysies, des
dermatoses et des maladies du larynx, la
toux chronique et toutes les maladies de
poitrine; les laryngites, les pharyngites, les
rhumes persistants, les bronchites chroniques, la congestion pulmonaire, la phtisie
au premier et deuxième degré.

MONTACHIQUE

(Ferrugineuses-bicarbonatées; temp. 16° c.)

Cette station thermale est située dans la
province de l'Estramadure, et non loin de
Lisbonne, ce qui la fait rechercher par une
affluence considérable de baigneurs.

Les distractions et les plaisirs y abon-
dent, et les malades ou convalescents vien-

nent y chercher le rétablissement de leur
santé.

Analyse pour un titre d'eau

	grammes
Carbonate de fer. . . .	0,0551
Chlorure de calcium. . . .	0,0612
— de magnésium . . .	0,0499
Sulfate de magnésie. . . .	0,0367
— de soude.	0,0250
— de chaux.	0,0306
Matière organique.	0,0061
	0,2646
Gaz acide carbonique	55

Cette analyse a été faite par M. Jordâo
(Paris, 1857).

Les malades atteints d'anémie ou de
chlorose trouvent dans ces eaux le soulagement de leurs maux. Elles hâtent la reconstitution du sang dans les anémies acci-
dentelles, parce que rien ne vient s'opposer
à leur assimilation. C'est, d'ailleurs, cette
faculté d'assimilation que possèdent au plus
degré les eaux thermales de Montachique
et qui rend cette station thermale si fréquente et si recommandable.

Ces eaux jouissent, en outre, d'une certaine action sédative et s'adressent aussi à l'élément nerveux toutes les fois qu'il prédomine, abstraction faite de la maladie qu'il vient compliquer. Ainsi , outre les affections nerveuses proprement dites, ces eaux modifient favorablement les états d'excitation amenés soit par une maladie , soit même dans certains cas par l'usage d'eaux minérales dont l'action peut être un peu vive parfois pour tel tempérament ou telle forme de maladie.

Ces eaux ont en même temps une action tonique et reconstituante qui est d'un puissant effet pour combattre la chlorose, l'anémie, la dyspepsie, la cachexie et le lymphatisme. Elles sont recommandées dans les affections de l'estomac, dans les dyspepsies, gastralgies, les pâles couleurs et dans tous les cas où le sang est appauvri, l'organisme débilité, la constitution affaiblie.

CASAL-DE-BARRAS

(*Ferrugineuses bicarbonatées; temp.* 16° *c.*)

—

C'est encore dans l'Estramadure et près de la ville de Mafra, qu'est située cette station. Elle est moins fréquentée que Montachique, mais ses eaux n'en sont pas moins excellentes.

Analyse pour un litre d'eau

	grammes
Carbonate de fer . . , . .	0,070
Sulfate de chaux	0,125
Chlorure de magnésium. . . .	0,090
— de sodium	0,034
Silice (traces).	
	0,319

	cent. cubes
Gaz acide carbonique	0,16
Oxygène.	0,06
Azote	0,13
	0,35

Cette analyse a été faite par M. Jordâo (Paris, 1857).

Il est inutile d'indiquer les propriétés curatives des eaux de Casal-de-Barras. Similaires de celles de Montachique, elles exercent sur l'organisme des effets semblables et sont favorables aux sujets atteints des mêmes maladies que ceux qui fréquentent la station de Montachique: anémies, chlorose, nervosisme, etc.

MINA-NOVA

(Ferrugineuses, sulfatées ; temp. ?)

Ces eaux thermales, situées toujours dans la province de l'Estramadure, existent, près de Cabeça, de Montachique, mais leur proximité de cette dernière station estla cause de leur peu de fréquentation par les étrangers.

Analyse pour un litre d'eau

	grammes
Sulfate de protoxyde de fer . .	0,135
— de chaux	0,330
— d'alumine.	0,047
Chlorure de calcium	0,048
	cent. cubes
	0,560
Oxygène	0,6
Azote.	0,14

Cette analyse est encore faite par M. Jordâo (Paris, 1857).

Ces eaux, favorables aux mêmes maladies ou à peu près que celles de Montachique, trouvent surtout leur application lorsque ces maladies existent chez des personnes chlorotiques ou anémiques ou chez des malades atteints d'affections de la peau ou des muqueuses dans leurs diverses manifestations.

QUINTA-DO-TOMAZINI

(Ferrugineuses, sulfatées; temp. ?)

Ces eaux sont situées près de Cintra, dans la province de l'Estramadure.

Sans mention d'analyse, comme toutes les eaux ferrugineuses, celles-ci sont surtout indiquées dans la chlorose, l'anémie, les maladies du larynx, les dermatoses, etc., etc.

AAEZ

(Sulfureuses ; temp. 25° c.)

Cette source, connue aussi sous les noms de *Gafeto* et *Tolosa*, est située dans la province d'Alem Tejo. Le climat de cette province est un peu plus froid pendant l'hiver que celui du Portugal en général, ce qui fait de la station d'Aaez une station d'été. Dans cette saison, le vent du nord-ouest souffle dans la matinée pour tourner, dans l'après-midi, au sud-ouest. Mais il n'est les trois quarts du temps qu'une brise légère venant rafraichir la température élevée de la saison estivale.

Sans mention d'analyse.

Les rhumatisants, les malades affectés de maladies du larynx, de la gorge et des voies respiratoires obtiennent en général de bons effets de ces eaux.

ALCAFUCHE

(Sulfureuses: temp. 46° cent,)

Alcafuche est un petit village situé à 16 kilomètres de Viseu, dans la province de Beïra. Peu de contrées, en Europe, sont aussi belles et d'un aspect plus enchanteur que toute la province de Beïra, dans laquelle se trouve située cette station thermale. Le climat, très doux l'hiver, chaud l'été, en fait un lieu éminemment propice à une station thermale.

Sans mention d'analyse.

Mêmes indications médicales que les précédentes : stations thermales avec lesquelles Alcafuche présente beaucoup d'analogie.

ARÈGOS

(Eau faiblement sulfurée ; *temp.* 61°25)

Le village d'Arègos est situé dans la province de Beïra, à 39 kilomètres de Lamégo. Site charmant, climat sain et agréable.

Sans mention d'analyse.

En raison de leur grande thermalité, ces eaux, quoique ne contenant pas une grande quantité de principes sulfureux, sont éminemment sudorifiques et par cela même propres à toutes les affections cutanées ou herpétiques, ainsi qu'à la guérison des rhumatismes, paralysies, et en général de toutes les maladies occasionnées par l'humidité et le froid.

Nous ne nous étendrons pas sur certaines stations qui, tout en ayant leur importance, n'ont pas été étudiées par nous d'une façon absolument spéciale. Nous avons déjà dit, au commencement de ce livre, que nous n'avions l'intention de donner ici qu'une simple nomenclature, un peu étendue il est vrai, des eaux thermo-minérales que nous avons eu l'occasion de visiter. Comme notre séjour aux stations suivantes a été de peu de durée, nous allons nous contenter d'en faire une simple mention.

RANHALDOS (province de Beïra), sulfureuses à 40° cent.

RIO-RÉAL (province de l'Estramadure), sulfureuses à 24°, cent.

CALDAS DE NOSSA SENHORA DO PRANTO (province de Beïra), sulfureuses de 32 à 34° cent.

MIRANDELLA (province de Tras-os-Montès) ferrugineuses froides contenant du chlorure de magnésium, mentionnées avant nous par Jordâo.

BRAGA (dans le Minho), à 300 kilomètres de Lisbonne et 45 d'Oporto. Ferrugineuses et sulfureuses froides, mentionnées par le docteur Tavarès.

Examinons néanmoins les eaux thermales suivantes qui, à juste titre, en Portugal et à l'étranger, ont une renommée bien méritée.

BELLAS

(Ferrugineuses; temp.?)

La proximité de cette station de Lisbonne en fait, à la belle saison, un lieu de rendez-vous pour la haute société du Portugal et pour les étrangers de distinction.

Ces eaux, contenant des principes ferrugineux considérables, sont, quoique l'analyse ne nous soit pas parvenue, excellentes pour la reconstitution du sang. En raison de la douceur du climat et de la température, de l'agrément des environs et de l'efficacité de ces eaux, les phtisiques, les anémiques et les chlorotiques, viennent y chercher un soulagement à leurs maux et une santé périodique que tous les ans ces eaux répandent dans les organismes délabrés.

CALDAS DE GEREZ

(Sulfureuses ; temp. 50° cent.)

Caldas de Gerez, situé entre la province du Minho et de Douro, était, il y a encore peu de temps, une localité de chétive apparence. Ses habitants, pauvres et misérables, ne se doutaient pas de la fortune qu'ils avaient sous leurs mains ou plutót sous leurs pieds. En effet, depuis peu, de grands établissements se sont fondés, et la renommée de ces eaux s'accroît de jour en jour.

Mentionnées par Tavarés , mais sans analyse connue.

Les malades atteints de rhumatismes, de paralysies générales ou partielles, de dermatoses, les diverses maladies des voies respiratoires trouvent là, soit leur guérison, ou toujours tout au moins un grand soulagement à leurs maux.

MONCHIQUE

(Sulfureuses et thermales ; temp. ?)

—

Voici encore une station très fréquentée ; elle est située dans l'Algarve. Son climat, quoique un peu humide, est doux et tempéré et la végétation du pays est d'une richesse inouïe. Nombre de baigneurs visitent les ravissants alentours de Monchique et l'on peut ajouter, à l'instar des stations balnéaires les plus renommées de l'Europe, que celle-ci réunit tous les agréments qui constituent le lieu de plaisance le plus ravissant que l'on puisse imaginer.

Pas d'analyse connue.

Les propriétés curatives de ces eaux sont les mêmes que celles de Caldas de Gerez et Bellas dont nous venons de parler.

SAN PEDRO DE SUL

(Sulfureuses; temp. 67°, cent.)

Cette source, située dans la province de Beïra, est très renommée. On y vient de plusieurs points du Portugal et même de l'étranger.

Pas d'analyse connue.

La grande thermalité de ces eaux constitue une réaction puissante et curative mise à profit par les malades atteints d'affections qui nécessitent un traitement par les eaux sulfureuses.

VIZELLA et ESTORIL sont aussi des stations thermales très renommées et très fréquentées.

Cette dernière station est surtout le le rendez-vous de la société élégante du Portugal et des étrangers, et doit sa répu-

tation au séjour que le roi Joseph y fit en
1755, alors qu'il venait y prendre les eaux
de la maison de plaisance d'Oeiras, dont il
avait fait don au marquis de Pombal.

L'ARSENAL DE LA MARINE

a Lisbonne

Ce vaste établissement contient une
source d'eau sulfureuse où les habitants de
Lisbonne, pour qui des frais de voyage et
d'une saison aux eaux seraient onéreux,
viennent chercher un soulagement à leurs
maux.

Ces eaux, distribuées en bains, douches,
inhalations, pulvérisations, vaporariums,
etc., etc., sont très salutaires aux malades
pour qui les eaux sulfureuses sont indiquées.

Que l'on nous permette ici, puisque nous
parlons de l'arsenal de Lisbonne, et quoique d'aucuns puissent nous dire: *Non est*

hic locus, une courte digression sur ce splendide édifice.

L'ARSENAL DE LA MARINE est un vaste établissement où l'on trouve de nombreux chantiers , des docks et des magasins grandiosement aménagés pour la garde de tous les matériaux maritimes, de munitions et d'engins de guerre de toute espèce propres à alimenter la belle flotte portugaise, dont le Portugal a le droit de se montrer jaloux et de s'enorgueillir. Des quais immenses bordent l'établissement.

On y trouve aussi l'Ecole navale où, dans une grande salle appelée SALLE DE RISCO, se trouve une petite corvette Ecole où l'on exerce les aspirants et enseignes de vaisseaux.

On y remarque aussi le Conseil suprême de justice militaire, le Tribunal de seconde instance de Lisbonne, le Tribunal des Comtes, un Observatoire astronomique et autres établissements publics.

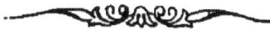

CONCLUSIONS

Il ne faudrait pas croire que les eaux minérales, quelque petite que soit la quantité d'éléments minéralisateurs qu'elles contiennent, soient sans action thérapeutique et puissent être impunément et sans effet, mises en contact avec notre organisme. Le médecin doit toujours être appelé et il appréciera, suspendra ou modifiera le traitement et, selon le cas, prescrira les sources appropriées à la guérison du malade soumis à ses soins.

En effet, nous connaissons nombre de malades ayant perdu les bons effets de leur traitement, pour avoir voulu se soustraire à cette formalité, à cette précaution, dirons-nous mieux, qui, dans tous les cas, avec sa grande utilité, rentre dans les règles des convenances.

Alors que le malade sera envoyé dans certaines stations, il devra toujours consulter le médecin attaché à la station ou, s'il n'en existe pas, celui qui, placé à proximité de la source, la connaît et l'a expérimentée. Qui peut mieux, en effet, que le médecin à qui la station est confiée, diriger le traitement et donner des indications plus utiles pour l'emploi des eaux dont il a fait l'étude et qu'il a l'habitude de manier.

Traitement, médication, indication, telles sont les trois termes de tout problème thérapeutique. Ces trois termes peuvent dans certains cas présenter une extrême simplicité ; mais dans certains traitements hydrothérapiques thermaux, la mise en œuvre de ces traitements est absolument complexe et les médecins et praticiens distingués sont d'accord sur ce dernier point qui fera le sujet de la dernière phrase de notre ouvrage.

Tout malade, ayant besoin des eaux thermales, ne peut se traiter lui-même et doit, pour obtenir de bons résultats, s'adresser à un médecin ou à un spécialiste.

NOTES

ET OBSERVATIONS

Nous consignons ici quelques notes qui auraient pu nuire à notre récit en le privant de sa clarté chronologique, mais qui néanmoins nous paraissent dignes d'être relatées dans cette œuvre :

PAGE 16, *alinéa* 1, *ligne* 12 : On remarquera que la maison de Bragance, à laquelle appartient S. M. DOM LUIZ, roi régnant, a relevé aux yeux de l'Europe entière le prestige de la grande nation Portugaise, que l'on lise attentivement notre récit et l'on y verra constamment les rois de cette race favoriser les sciences et les lettres avec une véritable ardeur et cet esprit libéral qui caractérise les grands génies.

PAGE 23, *alinéa* 2, *ligne* 8 : S. M. le roi DOM LUIZ put, à cette époque, apprécier les hautes qualités de S. E. Monseigneur

Folques de Possolo, qui occupait alors un grade supérieur dans la marine Portugaise. Sa Majesté, en présence des mérites de Monseigneur Folques de Possolo, l'attacha à sa personne, et depuis, ce haut personnage occupe une position élevée au palais. S. Exc. Monseigneur Folques de Possolo, à l'exemple de ses souverains, pratique toutes les vertus civiques et chrétiennes et favorise de toute sa haute influence toutes les Sociétés charitables et humanitaires du Portugal et de l'étranger.

PAGE 24, *alinéa* 2, *ligne* 3 : Il ne faudrait pas voir dans ce mot : *progressiste*, un terme politique. Dans l'esprit des auteurs du présent ouvrage, ce mot n'a d'autre signification que : *ami du progrès*.

PAGE 25, *alinéa* 2, *ligne* 4: On remarquera que, par cette alliance, S. M. le roi DOM LUIZ est devenu le beau-frère de S. A. I. Monseigneur le Prince Napoléon (Jérôme).

PAGE 25, *alinéa* 3, *ligne* 10: Il est question, en ce moment, d'une très haute alliance pour le jeune Prince Charles, duc de Bragance.

PAGE 25, *alinéa* 3, *ligne* 11 : Il est également question, à la Cour de S. M. le roi DOM LUIZ, d'une deuxième alliance qui resserrerait les liens qui unissent déjà la famille royale du Portugal à S. A. I. Monseigneur le Prince Napoléon (Jérôme).

PAGE 50, *alinéa* 4, *ligne* 1 : Cette industrie n'a cessé de faire d'immenses progrès jusqu'à nos jours, et le Portugal marche encore sur ce point au premier rang parmi les nations. Un personnage très distingué, très savant et très érudit, M. Lallemand, imprimeur du roi, continue à élever à la hauteur d'un art cette belle industrie ; les splendides spécimens d'impressions sortis de ses ateliers, qui ont été mis sous nos yeux, sont une preuve qu'avec de tels hommes le Portugal marchera encore en première ligne sur ce point, comme sur bien d'autres d'ailleurs, qu'il serait trop long d'énumérer dans cette notice. Notre cadre ne le comporte pas.

PAGE 56, *alinéa* 4, *ligne* 5 : Sa Majesté cultive avec le plus grand succès tous les arts d'agrément ; nous savons de source certaine que le roi DOM LUIZ est également en peintre très distingué. La divine Providence semble d'ailleurs avoir doué la famille Royale tout entière de toutes les qualités du cœur, de l'esprit et du corps. Ce monarque est adoré par ses sujets, et c'est surtout à Lui que pourrait s'appliquer la qualification d'un autre Louis , celle de BIEN-AIMÉ.

PAGE 78. *alinéa* 2, *ligne* 8: Le gongorisme, qui tire son étymologie de *Gongora*,
poète espagnol de la fin du XVI⁰ siècle, est
une sorte d'affectation de style qui rend ce
dernier lourd, empesé et souvent incorrect.
C'est à peu de chose près le synonyme du
phébus et du *pathos* de notre littérature
française.

FIN

ERRATA

1. — PAGE 4. Dernière ligne de la dédicace, lire : *France* au lieu de *Franoe*.

2. — PAGE 5. A l'exergue, *ligne* 15, au lieu de *pour le maintenir*, lire : *pour la maintenir*.

3. — PAGE 11 ET SUIVANTES. En tête des pages de l'ouvrage se trouve la phrase : *Résumé analytique de l'histoire du Portugal*, il faut lire : *Le Portugal, ses eaux thermales.*

4. — PAGE 18, *ligne* 25, ... le proclamer, *roi absolu*... lire : le proclamer *roi absolu*...

5. — PAGE 21, *ligne* 13 : *tentativés*, lire : *tentatives*...

6. — PAGE 28, *dernière ligne* : date 1826, doit être rétablie à la fin de la ligne qui précède, au-dessous des autres dates.

7. PAGE 30, *dernière ligne* : au lieu de *la fin de chapitre*, lire : *la fin du chapitre*.

8. PAGE 39, *ligne* 8, au lieu de : *que la capitale de l'univers*, lire : *que la capitale de la chrétienté*.

9. — PAGE 76, *ligne* 26, au lieu de *inhnmé*, il faut lire : *inhumé.*

10. — PAGE 77, *ligne* 1, au lieu de *Seïze ans envirou*, il faut lire : *Seize ans environ...*

11. — PAGE 80, *ligne* 24, au lieu de 1116, il faut lire : 1616.

12. — PAGE 95, *ligne* 15, au lieu de *contemporaines*, il faut lire : *contemporains.*

13. — PAGE 124, *dernière ligne* : au lieu de *si fréquente*, il faut lire : *si fréquentée.*

14. — PAGE 136, *ligne* 11, au lieu de *reunit*, lire : *réunit*

TABLES DES MATIÈRES

—

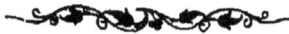

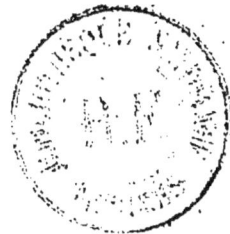

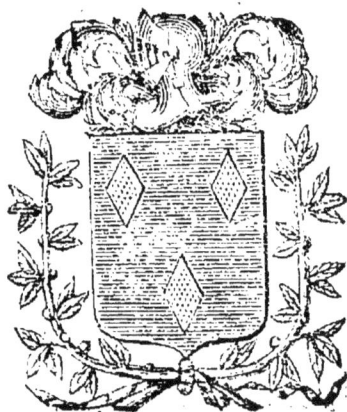

SPES SURSUM

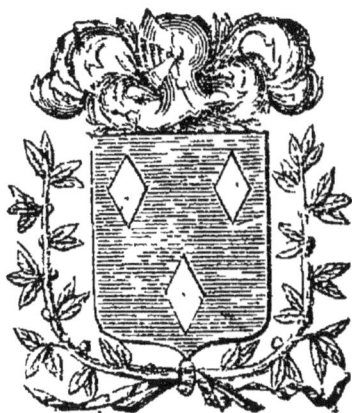

SPES SURSUM

www.ingramcontent.com/pod-product-compliance
Lightning Source LLC
Chambersburg PA
CBHW071857200326
41519CB00016B/4423